Dr. Neelu Roy
Dr. Suma B. S.
Dr. Garima Mangal

Educação para a saúde dentária

Dr. Neelu Roy
Dr. Suma B. S.
Dr. Garima Mangal

Educação para a saúde dentária

Pioneira de uma revolução preventiva na saúde dentária

ScienciaScripts

This book is a translation from the original published under ISBN 978-620-4-72707-3.

Publisher:
Sciencia Scripts
is a trademark of
Dodo Books Indian Ocean Ltd. and OmniScriptum S.R.L publishing group

120 High Road, East Finchley, London, N2 9ED, United Kingdom
Str. Armeneasca 28/1, office 1, Chisinau MD-2012, Republic of Moldova, Europe
Managing Directors: Ieva Konstantinova, Victoria Ursu
info@omniscriptum.com

Printed at: see last page
ISBN: 978-620-3-36445-3

Índice

INTRODUÇÃO:

A confiança na educação e a fé nos seus resultados traduziram-se muitas vezes no facto de se ensinar às pessoas como se devem comportar para evitar a doença ou as suas consequências negativas. A eliminação da maioria das doenças infecciosas como problemas graves de saúde pública reforçou esta ênfase educativa. Atualmente, a atenção é dirigida sobretudo para as doenças crónicas, cuja prevenção exige alterações de comportamento substancialmente maiores e a mais longo prazo do que a prevenção das doenças infecciosas, que pode exigir apenas uma imunização pouco frequente ou única.

A educação para a saúde dentária para a comunidade é um processo que informa, motiva e ajuda as pessoas a adoptarem e manterem práticas de saúde e estilos de vida, defende mudanças ambientais conforme necessário, formação e investigação para o mesmo fim.[1]

A educação para a saúde pode contribuir para a promoção da saúde tanto a nível individual como comunitário, na medida em que actua no âmbito de conceitos e tecnologias recentemente criados, bem como nas condições reais em que esses conceitos e tecnologias são compreendidos e aplicados. A educação para a saúde também pode ser entendida como qualquer oportunidade de aprendizagem que conduza a adaptações comportamentais voluntárias que conduzam a melhorias na saúde.[2]

A educação para a saúde dentária foi definida como o fornecimento de informações sobre saúde às pessoas, de modo a que estas as apliquem na vida quotidiana. A fim de normalizar uma definição abrangente de educação para a saúde, incluindo a educação para a saúde dentária, várias organizações nacionais de saúde elaboraram a seguinte definição . "Um processo com dimensões intelectuais, psicológicas e sociais relacionadas com uma atividade que aumenta as capacidades das pessoas para tomarem decisões informadas que afectam o seu bem-estar pessoal, familiar e comunitário. O processo, baseado em princípios científicos, facilita a aprendizagem e a mudança de comportamento, tanto na saúde como nos consumidores, incluindo crianças e jovens".[3]

A educação para a saúde dentária (EDS) é um processo através do qual as pessoas são informadas e motivadas, ajudando-as a adotar e a manter boas práticas de saúde e estilos de vida saudáveis, e através do qual são defendidas as mudanças ambientais necessárias para facilitar este objetivo.[4]

Há anos que os profissionais de saúde dentária estão conscientes da natureza crónica da maioria das doenças orais. Os profissionais de saúde dentária têm notado que a educação em matéria de saúde oral é especial porque as doenças orais são cumulativas, não se curam sozinhas e são vistas como inevitáveis. Além disso, as doenças orais requerem normalmente anos de negligência antes de se tornarem sintomáticas. Muitas vezes, resultam em tratamentos caros e extensos e podem ser totalmente evitadas se um indivíduo optar por seguir as práticas recomendadas pelos profissionais de medicina dentária.

Cada ação de saúde deve ser entendida como uma ação educativa. O processo de promoção-prevenção-cura-reabilitação é também um processo pedagógico, no sentido em que tanto os profissionais de saúde como os doentes/comunidades aprendem e ensinam.[2] Educar os doentes dentários sobre a importância de uma boa medicina dentária e da saúde dentária (dando-lhes a conhecer os pormenores, as vantagens e as complicações de vários procedimentos e condições) e sobre várias questões de gestão da prática sempre foi uma parte essencial da prática dos cuidados de saúde.[5]

Na Índia, a saúde oral está a ser muito prejudicada por uma epidemia de doenças dentárias e orais. O objetivo da educação para a saúde oral é melhorar os conhecimentos, o que pode levar à adoção de comportamentos favoráveis em matéria de saúde oral que contribuam para uma melhor saúde oral.[6] Acredita-se que a educação para a saúde dentária (DHE), que visa a prevenção, é um método eficaz em termos de custos para promover a saúde oral.

A cárie dentária afecta 60-90% das crianças em idade escolar e a maioria dos adultos nos países industrializados; é cada vez mais prevalente nos países em desenvolvimento e altamente prevalente em alguns países asiáticos e latino-americanos. A doença periodontal é prevalente a nível mundial, com periodontite grave em 5-15% da maioria das populações; está claramente associada à diabetes e a uma imunidade comprometida. De acordo com o Inquérito Nacional de Saúde Oral, na Índia, a cárie dentária prevalece em 63,1% dos jovens de 15 anos e em 80,2% dos adultos no grupo etário dos 35-44 anos. As doenças periodontais prevalecem em 67,7% das pessoas com 15 anos e em 89,6% das pessoas com 35-44 anos.[6]

Apesar da recente ênfase na educação para a saúde, uma parte relativamente pequena do montante dos cuidados de saúde tem prestado um serviço não terapêutico. Calcula-se que as medidas preventivas tenham consumido cerca de 2% das despesas totais com a saúde, enquanto apenas ½ de 1% desses fundos foi gasto na educação para a saúde.[7]

Embora a sociedade possa fornecer muitas protecções e serviços para a saúde dentária, em última análise, é o conhecimento adquirido e a motivação do indivíduo para a formação de bons hábitos de saúde dentária que fazem a diferença fundamental. Assim, tenta-se compreender e apresentar pormenores abrangentes sobre a forma como a educação para a saúde dentária pode oferecer uma substância a este mundo em constante mudança para melhorar a saúde oral do indivíduo e da comunidade em geral.

EVOLUÇÃO DA EDUCAÇÃO PARA A SAÚDE:

- **O** trabalho pioneiro **de Kurt Lewin** no processo de grupo e a sua teoria do campo de desenvolvimento durante as décadas de 1930 e 1940 fornecem as raízes intelectuais para grande parte da prática atual de educação para a saúde.

- Um dos primeiros modelos desenvolvidos para explicar o comportamento em matéria de saúde, o Health Belief Model (HBM), foi desenvolvido durante a **década de 1950** para explicar o comportamento relacionado com o rastreio da tuberculose **(Hochbaum, 1958).**

- **Mayhew Derryberry (1960) :** Observou que "a educação para a saúde exige uma análise cuidadosa e exaustiva dos conhecimentos, atitudes, objectivos, percepções, estatuto social, estrutura de poder, tradições culturais e outros aspectos do público a que se dirige".

- **Dorothy Nyswander (1966) :** Falou sobre a importância de atender à justiça social e ao sentido de controlo e autodeterminação dos indivíduos. Estas ideias foram reiteradas mais tarde.

- **William Griffiths (1972):** sublinhou que "a educação para a saúde diz respeito não só aos indivíduos e às suas famílias, mas também às instituições e às condições sociais que impedem ou facilitam a obtenção de uma saúde óptima".

- **Griffiths (1972):** definido como "a educação para a saúde tenta colmatar a lacuna entre o que se sabe sobre as melhores práticas de saúde e o que é efetivamente praticado".

- **Simonds (1976):** definiu a educação para a saúde como tendo por objetivo "provocar mudanças de comportamento em indivíduos, grupos e populações maiores, de comportamentos que se presume serem prejudiciais para a saúde, para comportamentos que são conducentes à saúde presente e futura". Definições posteriores enfatizaram mudanças de comportamento voluntárias e informadas.

- A declaração de **Alma-Ata (1978)**, que sublinha a necessidade de "participação individual e comunitária", deu um novo sentido e uma nova direção à prática da educação para a saúde.

- **Green (1980)** : Definiu a educação para a saúde como "qualquer combinação de experiências de aprendizagem destinadas a facilitar adaptações voluntárias do comportamento conducentes à saúde" **(Green, Kreuter, Deeds e Partridge, 1980).**

- O Role Delineation Project definiu-a como "o processo de ajudar os indivíduos, agindo separada ou coletivamente, a tomar decisões informadas sobre questões que afectam a sua saúde pessoal e a dos outros" (National Task Force on the Preparation and Practice of Health Educators, 1985).

- Duas ideias-chave de uma perspetiva ecológica ajudam a orientar a identificação de pontos de alavancagem pessoais e ambientais para intervenções de promoção e educação para a saúde **(Glanz e Rimer, 1995).**

  Em primeiro lugar, o comportamento é visto como sendo afetado por, e afectando, múltiplos níveis de influência. Foram identificados cinco níveis de influência para os comportamentos e condições relacionados com a saúde: (1) factores intrapessoais ou individuais; (2) factores interpessoais; (3) factores institucionais ou organizacionais; (4) factores comunitários; e (5) factores de política pública **(McLeroy, Bibeau, Steckler e Glanz, 1988).**

A segunda ideia-chave diz respeito à possibilidade de causalidade recíproca entre os indivíduos e os seus ambientes; ou seja, o comportamento influencia e é influenciado pelo ambiente social **(Glanz e Rimer, 1995; Stokols, Grzywacz, McMahan e Phillips, 2003).**

DEFINIÇÃO:

"A educação para a saúde é um processo que informa, motiva e ajuda as pessoas a adotar e manter práticas e estilos de vida saudáveis, defende mudanças ambientais necessárias para facilitar este objetivo e realiza formação profissional e investigação para o mesmo fim."

- Conferência Nacional sobre Medicina Preventiva (1977) EUA,

A declaração de Alma-Ata (1978), que sublinhava a necessidade de "participação individual e comunitária", deu um novo significado e orientação à prática da educação para a saúde. O conceito moderno de educação para a saúde coloca a tónica no comportamento das pessoas em matéria de saúde e nas acções com ela relacionadas[9].

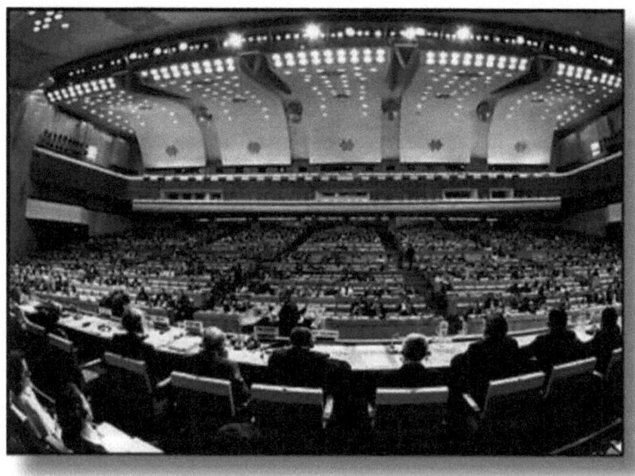

Fig 1: Declaração de Alma-Ata (1978)

De acordo com a definição, os três principais objectivos da educação para a saúde são

1. *Informar as pessoas (objetivo cognitivo)* :

O objetivo principal é informar as pessoas ou fornecer-lhes conhecimentos científicos sobre a prevenção de doenças e a promoção da saúde. Isto cria uma consciência das necessidades em matéria de saúde e ajuda as pessoas a eliminarem as ideias erradas e a ignorância que possam ter sobre a saúde e a doença.

2. *Motivar as pessoas (objetivo afetivo)* :

A motivação foi definida como "uma combinação de forças que iniciam, dirigem e mantêm comportamentos". As pessoas devem ser motivadas a mudar os seus hábitos e modos de vida, uma vez que muitos dos actuais problemas de saúde estão diretamente relacionados com eles, por exemplo, a toxicodependência, o consumo de cigarros, a poluição da água, o sedentarismo, etc.

3. *Orientar para a ação (objetivo comportamental)* :

As pessoas devem ser encorajadas a utilizar judiciosa e sensatamente os serviços de saúde de que dispõem. Podem necessitar de ajuda para adotar e manter estilos de vida e práticas saudáveis que podem ser novos para elas.[3]

O objetivo final de qualquer programa de educação para a saúde é introduzir melhorias realistas na qualidade de vida básica

CONCEITOS DE BASE DO ENSINO DA SAÚDE DENTÁRIA:

Para promover a saúde do indivíduo, é necessário ensinar os conceitos de saúde e as competências de autocuidado da forma que ele compreende. A aprendizagem inclui uma mudança mensurável no comportamento que persiste ao longo do tempo, necessita de prática e de reforço para ser permanente. O educador para a saúde precisa de saber como as pessoas aprendem e, com base nas situações de aprendizagem, deve aplicar a teoria educativa adequada, isoladamente ou em combinação.

Os conteúdos e métodos da educação para a saúde derivam dos domínios da medicina e da saúde pública e das ciências físicas, biológicas, sociais e comportamentais. Dado que o objetivo da educação para a saúde dentária é a prevenção e o controlo das doenças dentárias, os esforços organizados para atingir este objetivo devem aderir às teorias e conceitos comprovados relevantes para as actividades de educação para a saúde.

A investigação demonstrou que o erro fundamental em muitas actividades de educação para a saúde dentária é o pressuposto de que o aumento dos conhecimentos dentários do paciente ajudará a alterar o comportamento em matéria de cuidados dentários. Esta abordagem baseia-se unicamente no modelo cognitivo, ou seja, conhecimento - atitude - mudança de comportamento.

Se esta relação for verdadeira, então cada pró-forma que aumenta os conhecimentos teria resultado em mudanças de comportamento. Até à data, nenhuma avaliação do programa de saúde dentária produziu esses resultados. A teoria e os modelos actuais de educação para a saúde que se revelaram eficazes são analisados a seguir.

1) **TEORIA SOCIAL COGNITIVA:**

Esta teoria tem como objetivo os padrões de pensamento e o fornecimento de informações e mudanças no comportamento dos alunos. Esta perspetiva sobre o comportamento em matéria de saúde afirma que o comportamento de um indivíduo é motivado tanto por crenças (factores cognitivos) como por factores do ambiente social (como a comunidade, os amigos e a família).

As crenças específicas que são consideradas mais importantes dizem respeito às percepções de auto-eficácia de um indivíduo, ou seja, as crenças de que pode realizar um determinado comportamento de forma eficaz e com bons resultados.

Os aspectos do ambiente social importantes nesta teoria incluem aprender a realizar um comportamento específico observando os outros a fazê-lo e receber apoio ou reforço de outros no ambiente para praticar determinados comportamentos. Vários estudos realizados por Tedesco e colaboradores demonstraram que os aspectos da teoria social cognitiva são importantes para o desenvolvimento e a manutenção de comportamentos de autocuidado oral, como a escovagem e o uso do fio dental.

Os resultados desta investigação destacam a importância de praticar efetivamente um novo comportamento como parte de uma intervenção educativa e de rever o feedback positivo dos educadores dentários por praticar o comportamento corretamente. Em conjunto, estes factores aumentaram a "auto-eficácia" dos participantes - a crença de que poderiam melhorar com sucesso os seus autocuidados orais.

2) <u>TEORIA DA ACÇÃO FUNDAMENTADA:</u>

A teoria da ação racional afirma que os comportamentos dos indivíduos são determinados principalmente pelas intenções de realizar o comportamento. Por sua vez, as intenções do indivíduo são determinadas por atitudes e crenças sobre o comportamento.

Especificamente, pensa-se que as atitudes sobre o que resultará da execução de um determinado comportamento influenciam a probabilidade de o indivíduo tencionar executar e executar efetivamente um determinado comportamento.

Os esforços de educação para a saúde dentária baseados nesta teoria devem ser direcionados para aumentar o interesse dos indivíduos em cuidar da sua saúde oral;

1) Realçar a importância e o valor da manutenção da saúde oral e da conservação dos dentes naturais.

2) Educar e tranquilizar as pessoas de que podem, de facto, cuidar eficazmente da sua saúde oral

e prevenir doenças orais.

3) Mudar as normas comunitárias e sociais para que mais pessoas se sintam motivadas a cuidar de

a sua própria saúde oral e a apoiar os seus amigos e familiares nesse

sentido.

3) <u>TEORIA DA APRENDIZAGEM SOCIAL</u> :

Esta teoria tem por objetivo alterar as crenças e as expectativas através do fornecimento de informações. Esta teoria é aplicada quando os sujeitos acreditam que o resultado é desejável, é mais provável que mudem o seu comportamento. Esta teoria enumera uma série de factores que devem ser tidos em conta quando se fornecem novas informações. São eles;

a) A informação dada é rapidamente esquecida, pelo que a repetição é necessária para ultrapassar o processo de desvanecimento da informação.

b) A aprendizagem de novos factos leva tempo, pelo que deve ser adoptada uma abordagem simples.

c) As novas informações são propensas a interferências; se forem dados demasiados factos novos, estes confundem-se e nenhum é retido.

d. O reforço positivo é necessário para manter o interesse do paciente na mudança de comportamento.

e. A aprendizagem processa-se com base em exemplos e não em teoria.

f. As pessoas aprendem a ritmos diferentes, pelo que os programas inflexíveis que decidem orbitariamente ensinar uma matéria a toda a gente num determinado período de tempo falharão.

g. Embora o medo possa estimular a aprendizagem, também provoca ressentimentos, pelo que é preferível ensinar num ambiente de confiança mútua.

Um ou dois pontos enfatizados por um dentista todos os anos numa educação para a saúde transitória, comparando com problemas dentários multifactoriais, dificilmente serão lembrados pelo indivíduo médio.

A educação para a saúde nos meios de comunicação social, na escola e na faculdade cria um clima social em que a mudança de comportamento receberá uma medida de apoio social, cabendo então ao dentista dar aos pacientes a sensação de que o comportamento preventivo é benéfico e pessoalmente relevante para os seus problemas específicos.

4) <u>TEORIA DOS COMPORTAMENTOS DE SAÚDE:</u>

Esta teoria tem por objetivo alterar o comportamento através do reforço ou da punição. Esta teoria é útil quando o aprendente tem limitações cognitivas e o educador tem o controlo total do sistema de feedback.

Cohen (1972) postulou que, para que uma pessoa actue em relação a uma ameaça para a saúde, é necessário ultrapassar três limiares distintos.

1) O limiar de informação

2) O limiar de probabilidade psicológica

3) O limiar de ação

Neste caso, o limiar de ação é muito importante. Porque uma pessoa pode ter conhecimentos suficientes sobre a doença dentária, acreditar que se trata de uma ameaça para a saúde, mas não actua porque estas duas forças são demasiado fracas para ultrapassar o problema da inércia individual (Hodge 1979).

5) <u>TEORIA DA MOTIVAÇÃO PARA A PROTECÇÃO (PMT):</u>

Esta teoria acrescenta o conceito de eficácia (crença de que uma determinada medida preventiva adoptada pode ser eficaz) às variáveis já apresentadas no modelo de crenças sobre a saúde. Por outras palavras, a auto-eficácia explica o papel do domínio pessoal sobre o comportamento humano.

A teoria da motivação para a proteção, como o próprio nome indica, é a motivação que o indivíduo tem para participar em algum tipo de ação de proteção da saúde.

Neste modelo, a fonte de informação que pode iniciar os processos de mediação cognitiva inclui tanto o ambiente (educação para a saúde) como o pessoal.

Estas fontes de informação dão início a dois processos de avaliação. Ameaça e avaliações de enfrentamento. Estes processos cognitivos incluem a(s) resposta(s) desadaptativa(s) ou adaptativa(s) e as variáveis que aumentam ou diminuem a probabilidade de ocorrência da resposta. A probabilidade de um indivíduo estar motivado para adotar um comportamento de proteção da saúde depende destes vários processos cognitivos mediadores.

6) <u>A TEORIA DO COMPORTAMENTO PLANEADO:</u>

Neste modelo, uma variável adicional que ajuda a prever a adoção de um comportamento é o CONTROLO COMPORTAMENTAL PERCEBIDO.

O controlo comportamental percebido refere-se à competência e à confiança sentidas pelo indivíduo para realizar o comportamento em questão e difere consideravelmente do controlo real, pelo que é aplicável a uma vasta gama de comportamentos e ambientes.

A teoria do comportamento planeado continua a reconhecer o papel da intenção de realizar um comportamento como um ingrediente essencial na produção do comportamento. Aqui, o fator determinante central é a motivação do indivíduo para estar preparado para alterar ou modificar o comportamento.

De acordo com o modelo, os indivíduos terão a intenção de executar um comportamento quando tiverem uma atitude positiva e acreditarem que podem executar o comportamento com facilidade.

Tendo em conta o vasto leque de conhecimentos e competências exigidos pela educação para a saúde para atingir os objectivos da educação para a saúde, as teorias descritas ajudam a identificar e a compreender os factores susceptíveis de melhorar os comportamentos de promoção da saúde em várias situações. Para que as teorias sejam eficazes, têm de ser cuidadosamente escolhidas, habilmente adaptadas e aplicadas à situação. Além disso, é necessário conhecer os méritos e as insuficiências dos vários modelos.[1]

PRINCÍPIOS DA EDUCAÇÃO PARA A SAÚDE:

Antes de abordarmos a prática da educação para a saúde, é necessário conhecer os princípios que a regem.

1) *Credibilidade:*

É o grau em que a mensagem a ser comunicada é considerada fiável pelo recetor. Uma boa educação para a saúde baseia-se em factos, o que significa que deve ser coerente e compatível com os conhecimentos científicos e também com a cultura local, o sistema educativo e os objectivos sociais. A não ser que as pessoas tenham confiança no comunicador, não será possível realizar qualquer ação desejada após a receção da mensagem.

2) *Interesse:*

É um princípio psicológico que as pessoas têm pouca probabilidade de ouvir o que não é do seu interesse. A educação para a saúde deve descobrir as verdadeiras necessidades de saúde das pessoas, a que os psicólogos chamam "necessidades sentidas". Se um programa de saúde se basear nas necessidades sentidas, as pessoas participarão de bom grado no programa; e só então será um programa popular. Quando o interesse é abordado, a informação é normalmente apreciada e seguida. A educação para a saúde deve ser direcionada para as necessidades sentidas de uma pessoa.

3) *Participação:*

A participação é uma palavra-chave na educação para a saúde. Baseia-se no princípio psicológico da aprendizagem ativa. Um elevado grau de participação tende a criar um sentimento de envolvimento, aceitação pessoal e tomada de decisões. Proporciona um feedback máximo. Se a participação da comunidade não for uma parte integrante, é pouco provável que os programas de saúde tenham êxito. A participação ativa conduz a uma aprendizagem ativa que permite ao indivíduo encontrar soluções para melhorar a saúde e a vida.

4) *Motivação:*

Em cada pessoa existe um desejo fundamental de aprender. O despertar deste desejo chama-se motivação. Existem dois tipos de motivação: primária e secundária,

- Os motivos primários (Fome, Sobrevivência, Sexo) são as forças motrizes que levam as pessoas a agir. Estes motivos são desejos inatos.

- Os motivos secundários são criados por forças externas. Exemplos: Elogio, amor, rivalidade, recompensas e castigos.

Na educação para a saúde, recorremos à motivação para mudar o comportamento. A motivação é contagiosa; uma pessoa motivada pode espalhar a motivação por todo um grupo. A motivação é especialmente verdadeira na mudança de comportamentos conducentes à saúde.

5) *Compreensão:*

Na educação para a saúde, temos de conhecer o nível de compreensão, educação e literacia das pessoas a quem o ensino é dirigido. Um obstáculo à comunicação é a utilização de palavras que não podem ser compreendidas. Na educação para a saúde, devemos sempre comunicar na língua que as pessoas compreendem. O ensino deve estar ao alcance da capacidade mental do público.

6) *Reforço:*

A repetição em intervalos é necessária. Se não houver reforço, é muito provável que o indivíduo regresse ao estádio de pré-consciência. Se a mensagem for repetida de diferentes formas, é mais provável que as pessoas se lembrem dela.

7) _Aprender fazendo:_

A aprendizagem é um processo de ação e não de memorização, no sentido restrito. O provérbio chinês "Se ouço, esqueço; se vejo, lembro-me; se faço, sei" ilustra a importância de aprender fazendo.

8) _Do conhecido ao desconhecido:_

No trabalho de educação para a saúde, devemos proceder "do concreto para o abstrato"; "do particular para o geral"; "do simples para o mais complicado"; "do fácil para o mais difícil"; e "do conhecido para o desconhecido". Estas são as regras do ensino. Utilizamos os conhecimentos existentes das pessoas como cavilhas nas quais penduramos novos conhecimentos. É um processo longo, cheio de obstáculos e resistências, e não devemos esperar resultados rápidos.

9) _Dar o exemplo:_

O educador de saúde deve dar um bom exemplo nas coisas que está a ensinar. Se ele estiver a falar sobre a "norma da família pequena", não irá muito longe se a sua própria família for grande.

10) _Boas relações humanas:_

A partilha de informações, ideias e sentimentos acontece mais facilmente entre pessoas que têm uma boa relação. A construção de uma boa relação com as pessoas anda de mãos dadas com o desenvolvimento de competências de comunicação.

11) *__Feedback:__*

O feedback é um dos conceitos-chave da abordagem sistémica. Para uma comunicação eficaz, o feedback é de extrema importância.

12) *__Líderes:__*

Os psicólogos demonstraram e estabeleceram que aprendemos melhor com pessoas que respeitamos e temos em consideração. Os líderes são agentes de mudança e podem ser utilizados no trabalho de educação para a saúde. Se os líderes forem convencidos em primeiro lugar sobre um determinado programa, o resto da tarefa de implementação do programa será fácil.[9]

> **PRINCÍPIOS APLICADOS AO ENSINO DA SAÚDE DENTÁRIA :**

Os princípios básicos que foram formulados para a educação para a saúde aplicam-se à saúde dentária:

1. Uma educação para a saúde eficaz é parte integrante do currículo.

2. A saúde é uma forma de vida e faz parte das experiências de cada criança na escola, em casa e na comunidade.

3. Para serem eficazes, as informações, os hábitos e as atitudes em matéria de saúde devem ser adquiridos através de experiências significativas.

4. O objetivo é a saúde mais vital e melhor possível para cada criança.

5. Os programas de educação para a saúde são planeados em função dos padrões de crescimento e das necessidades de saúde das crianças nos vários níveis etários.

6. O ensino da saúde está estreitamente relacionado com as disposições relativas a uma vida escolar saudável e aos serviços de saúde, utilizando-as.

7. Muitas experiências na escola, especialmente em estudos sociais e ciências, proporcionam oportunidades para o desenvolvimento de atitudes desejáveis relacionadas com a saúde.

8. O objetivo final é melhorar o comportamento em relação a boas práticas de saúde física e emocional; a compreensão e as atitudes são necessárias como base do comportamento.

9. Um bom programa utiliza o maior número possível de situações comportamentais.

10. O ambiente da educação para a saúde é mais vasto do que o currículo.

11. Os períodos especiais dedicados ao ensino direto da saúde devem ser determinados por necessidades especiais ou como resultado de alguma atividade escolar.

12. A avaliação do programa de saúde e dos progressos dos alunos deve ser feita em termos de melhoria do comportamento físico, mental, moral e social e das oportunidades proporcionadas para práticas saudáveis.

13. Todo o pessoal escolar tem a responsabilidade de tirar partido de muitas oportunidades para aumentar os hábitos e atitudes de boa saúde.[10]

ABORDAGENS DA EDUCAÇÃO PARA A SAÚDE :

Existem 4 abordagens bem conhecidas para a educação para a saúde:

1. Abordagem regulamentar (prevenção gerida) :

- No contexto da educação para a saúde, a regulamentação pode ser definida como qualquer intervenção governamental, direta ou indireta, destinada a alterar o comportamento humano.

- Os regulamentos podem ser promulgados pelo Estado através de vários organismos administrativos.

- Os regulamentos podem assumir muitas formas, desde a proibição até à prisão.

- A abordagem coerciva ou regulamentar procura alterar o comportamento e melhorar a saúde através de uma série de controlos externos ou de leis impostas às pessoas, como, por exemplo, a Lei de Restrição do Casamento Infantil (1929) na Índia e a utilização obrigatória de cintos de segurança nos países ocidentais.

- A abordagem legislativa pode parecer a forma mais simples e mais rápida de melhorar a saúde ou de introduzir as mudanças desejadas na sociedade, mas há também falhas importantes nas leis, por exemplo, a proibição do álcool.

- As razões para o fracasso da abordagem coerciva são as seguintes;

  i. A causa da doença (médica ou social) não pode ser erradicada através de legislação. O governo pode fazer leis para evitar que uma pessoa espalhe uma doença na sua comunidade, por exemplo, a vacinação numa emergência.

  ii. Nos domínios que implicam uma escolha pessoal (por exemplo, alimentação, exercício físico, tabagismo), nenhum governo pode aprovar legislação que obrigue as pessoas a fazer uma dieta equilibrada ou a não fumar.

No entanto, as leis podem ser úteis em momentos de emergência ou em situações limitadas, como o controlo de uma doença epidémica ou a gestão de feiras e festivais.

As pessoas devem estar dispostas a aceitar uma lei.

• Na educação para a saúde, não forçamos as pessoas a mudar.

• Em situações específicas, a legislação pode ser utilizada para reforçar a pressão no sentido de alterar o comportamento coletivo.

2. **Abordagem do serviço :**

• Esta abordagem foi experimentada pelos Serviços Básicos de Saúde na década de 1960.

• O seu objetivo era fornecer todos os serviços de saúde de que as pessoas necessitavam à sua porta, partindo do princípio de que as pessoas os utilizariam para melhorar a sua própria saúde.

• Esta abordagem revelou-se um fracasso porque não se baseava nas necessidades sentidas pelas pessoas.

• Por exemplo, quando as latrinas com selo de água foram fornecidas gratuitamente pelo governo, muitas pessoas nas zonas rurais não as utilizaram porque não tinham o hábito de usar latrinas.

• A lição é simples - as pessoas não aceitarão um programa ou serviço, mesmo que seja oferecido gratuitamente, a menos que se baseie nas suas necessidades sentidas.

3. **Abordagem de educação para a saúde :**

- Há muitos problemas (por exemplo, deixar de fumar, utilizar água potável, controlar a fertilidade) que só podem ser resolvidos através da educação para a saúde.

- É convicção geral nas democracias ocidentais que as pessoas estarão em melhor situação se tiverem autonomia sobre as suas próprias vidas, incluindo em matéria de saúde, sobre a qual uma pessoa informada deve poder tomar decisões para proteger a sua própria saúde.

No entanto, para que se verifiquem as mudanças de comportamento necessárias, as pessoas devem ser educadas, através de experiências de aprendizagem planeadas, sobre o que fazer, e ser informadas, educadas e encorajadas a fazer a sua própria escolha para uma vida saudável.

Os meios de comunicação social e as organizações sociais devem ser mobilizados para ajudar a introduzir novas atitudes e novos hábitos sem entrar em conflito com as massas e a reação colectiva a uma determinada mudança. Uma vez que as atitudes e os padrões de comportamento são formados no início da vida. Temos de recuar no tempo e começar a educação para a saúde com a população jovem.

4. **Abordagem dos cuidados de saúde primários :**

- Trata-se de uma abordagem radicalmente nova que parte das pessoas, com a sua plena participação e envolvimento ativo no planeamento e na prestação de serviços de saúde, com base nos princípios dos cuidados de saúde primários, nomeadamente o envolvimento da comunidade e a coordenação intersectorial.

- O objetivo subjacente é ajudar os indivíduos a tornarem-se autónomos em

matéria de saúde.

- Isto, por sua vez, pode ser feito se as pessoas receberem a orientação necessária dos prestadores de cuidados de saúde para identificar os seus problemas de saúde e encontrar soluções viáveis.[9]

DIFERENTES MODELOS DE EDUCAÇÃO PARA A SAÚDE:

1. <u>MODELO MÉDICO</u> :

- O modelo médico está principalmente interessado no reconhecimento e tratamento da doença (cura) e nos avanços tecnológicos para facilitar o processo.

- Trata-se de uma doença (tal como definida pelo médico) ou de uma oposição à doença (tal como definida pelo cliente).

- Inicialmente, a educação para a saúde desenvolveu-se de acordo com a visão biomédica da saúde e da doença.

- A ênfase foi colocada na divulgação de informação sobre saúde baseada em factos científicos.

- O pressuposto era que as pessoas agiriam com base nas informações fornecidas pelos profissionais de saúde para melhorar a sua saúde.

- Neste modelo, os factores sociais, culturais e psicológicos eram considerados de pouca ou nenhuma importância. O modelo médico não fazia a ponte entre o conhecimento e o comportamento.

2. <u>MODELO MOTIVACIONAL</u> :

- Quando as pessoas não agiam de acordo com a informação que recebiam, a educação para a saúde começou a enfatizar a "motivação" como a principal força para traduzir a informação sobre saúde na ação de saúde desejada.

- Mas a adoção de um novo comportamento ou de uma nova ideia não é um ato simples, é um processo que consiste em várias fases pelas quais um indivíduo é suscetível de passar antes da adoção.

- Os sociólogos descreveram 3 fases no processo de mudança de comportamento

    1. Sensibilização (interesse)

    2. Motivação (Avaliação Tomada de decisões)

    3. Ação (adoção ou aceitação)

- O indivíduo passa primeiro pela CONSCIÊNCIA ou pela obtenção de informações sobre o assunto.

- Na educação para a saúde, devemos começar por sensibilizar para as necessidades e os problemas de saúde através de um programa de informação do público.

- A mera tomada de consciência não tem grande valor se não conduzir à motivação.

- A motivação inclui as fases de interesse, avaliação e decisão.

- O indivíduo demonstra interesse pelo assunto; pode procurar obter informações mais pormenorizadas sobre a utilidade, as limitações ou a aplicabilidade da nova ideia ou prática.

- Em seguida, avalia os diferentes aspectos (sociais, psicológicos, económicos) das informações recebidas, se necessário consultando outras pessoas.

- Esta avaliação é um exercício mental e resulta numa tomada de decisão.

- Por fim, decide se aceita ou rejeita a nova ideia, programa ou proposta.

- Nesta fase, a comunicação interpessoal (amigos, grupos de parentesco, pessoas técnicas) é vital para apoiar a sua decisão. A convicção leva à ação, à adoção ou à aceitação da nova ideia. A nova ideia ou o comportamento adquirido passa a fazer parte dos seus próprios valores.

A isto chama-se **Internalização.**

- Deve ser desenvolvida uma estratégia de comunicação eficaz para ajudar o indivíduo a passar de uma fase para outra.

- As adopções são lentas no início e aumentam à medida que mais e mais pessoas aceitam a prática.

3. <u>MODELO DE INTERVENÇÃO SOCIAL :</u>

- O modelo de motivação ignorou o facto de que, em várias situações, não é o indivíduo que precisa de ser mudado, mas o ambiente social que molda o comportamento do indivíduo e da comunidade.

- Verifica-se frequentemente que as pessoas não aceitam nem experimentam prontamente algo novo enquanto não for "legitimado" (ou aprovado) pelo grupo a que pertencem.

- Isto realça a importância do apoio do grupo para ajudar a tomar decisões e acções.

- A adoção de uma nova ideia, como a vasectomia ou a inserção de anéis, é facilitada se existir um grupo de apoio.

- Este facto deu origem ao desenvolvimento do modelo de intervenção social da educação para a saúde.

- Um modelo eficaz de educação para a saúde baseia-se num conhecimento preciso da ecologia humana e na compreensão da interação entre os factores ambientais culturais, biológicos, físicos e sociais.[9]

4. <u>MODELO DE CRENÇAS DE SAÚDE:</u>

- Desenvolvida por Rosenstock, a crença na saúde considera uma variedade de factores que se pensa influenciarem o comportamento dos indivíduos em matéria de saúde.

- O primeiro fator é a disponibilidade do indivíduo para agir. Sem esta disponibilidade, é pouco provável que uma pessoa mude um determinado comportamento, quer se trate de deixar de fumar ou de começar a usar o fio dental diariamente.

- Esta prontidão é considerada como uma função de duas coisas, primeiro a perceção do indivíduo sobre a gravidade da doença e a suscetibilidade da pessoa à mesma, ou seja, se a pessoa

- pensa que não vai contrair cancro do pulmão ou doença periodontal por fumar ou não usar fio dental, é pouco provável que deixe de fumar ou comece a usar fio dental.

- O segundo fator que o modelo de crenças sobre a saúde tem em conta é a consideração, por parte de um indivíduo, dos custos e benefícios percebidos da realização de um determinado comportamento. Se uma pessoa sentir que o tempo e a energia necessários para usar o fio dental diariamente são mais do que pode aguentar, pode ser menos provável que o faça.

- Em alternativa, se uma pessoa tiver uma opinião forte sobre os benefícios de deixar de fumar e realçar o dinheiro poupado, a possibilidade de respirar melhor e a diminuição dos riscos para a saúde física e oral, então estas perspectivas tornam mais provável que essas pessoas deixem de fumar.

- O último conjunto de factores que o modelo de crenças sobre a saúde considera

é designado por: pistas para a ação:

Estes estímulos levam os indivíduos a agir, recordando-lhes a necessidade de

alterar o seu comportamento. Estes estímulos podem ser internos (como a dor

ou o desconforto) ou externos (publicidade ou um médico a dizer o quanto

fumar afecta a saúde).

- **O Modelo de Crenças sobre os Obstáculos à Saúde :**

    I. O principal obstáculo pode ser a perceção de que as doenças dentárias não

    são graves (não constituem uma ameaça à vida) e que uma grande parte

    da população funciona sem os seus dentes naturais.

    II. No modelo, devemos enfatizar o benefício percebido do uso do fio dental

    e da escovagem (ou seja, alguns minutos por dia).

5. O MODELO TRANS-TEÓRICO OU MODELO DAS FASES DE MUDANÇA (Prochaska et al 1994):

- Este modelo descreve as fases comuns de mudança pelas quais os indivíduos

passam quando tentam mudar comportamentos relacionados com a saúde.

A primeira fase é a PRECONTEMPLAÇÃO, que representa um período

durante o qual o indivíduo não está a pensar ativamente em mudar um

determinado comportamento.

- A fase seguinte, a CONTEMPLAÇÃO, é quando o indivíduo começa a

pensar na mudança de comportamento. Durante este período, a pessoa pode

pensar, ler ou falar com outras pessoas sobre a mudança de um comportamento e pode abrir-se à educação para a saúde, em preparação para tomar medidas efectivas para mudar de comportamento.

- A fase de ACÇÃO é quando o indivíduo toma efetivamente medidas para alterar o seu comportamento. Durante este período, as pessoas precisam de apoio para mudar o seu comportamento, o que pode implicar formação ou educação específica e apoio social da família e dos amigos.

- A fase seguinte é a FASE DE MANUTENÇÃO. Nesta fase, é útil identificar os factores que podem levar a pessoa a ter uma recaída. A recaída ocorrerá quando o indivíduo não for capaz de manter o seu comportamento alterado. A recaída é muito comum. Os esforços de educação para a saúde dentária devem ter em conta as várias fases das mudanças.

- Com base nisto, é importante oferecer educação aos indivíduos que estão prontos para a ouvir (ou seja, nas fases de contemplação, ação ou manutenção). No entanto, nos esforços baseados na comunidade em que a participação é voluntária, é provável que apenas os indivíduos nestas fases participem nos programas educativos.[11]

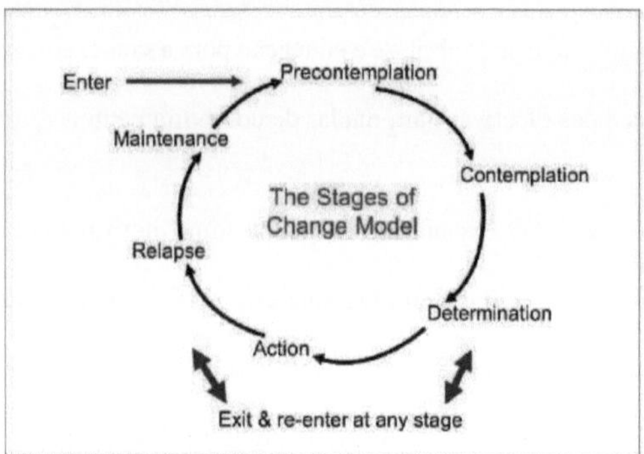

FIG. 2: MODELO TRANSTEÓRICO

6. <u>MODELO DE SAÚDE COMUNITÁRIO CONTEMPORÂNEO :</u>

- A abordagem mais atual é o modelo contemporâneo de saúde comunitária (ou saúde pública) de educação para a saúde, que tem em conta os factores sociais, culturais, económicos e outros factores ambientais que influenciam a saúde.

- O modelo de saúde comunitária realça o importante papel do envolvimento do público na identificação dos problemas de saúde individuais e comunitários, na definição de prioridades e no desenvolvimento de soluções para esses problemas e capacita a população com informações actuais sobre saúde e cuidados de saúde tecnologias.

- O objetivo da organização comunitária é criar consciência, interesse e desejo de resolver um problema, ao mesmo tempo que se trabalha com outros para o resolver. Ao envolver as pessoas na tomada de decisões sobre regimes ou programas para melhorar a sua própria saúde, as pessoas tenderão a unir-se e a manter o nível de empenho e motivação para levar a cabo as acções necessárias para resolver os problemas.

- **Projeto Stanford Five City:** Trata-se de uma avaliação de uma abordagem comunitária do controlo das doenças cardiovasculares através de mudanças de comportamento saudáveis.

7. <u>MODELO COGNITIVO :</u>

- Uma teoria central é a crença de que o comportamento é aprendido pelos indivíduos e não apenas transmitido de uma pessoa para outra.

- Uma pessoa pode aprender um determinado comportamento dentário com um dentista num encontro educativo individual, enquanto outra pessoa pode não o aprender.

- A investigação demonstrou que um erro fundamental em muitas actividades de educação para a saúde dentária é o pressuposto de que o aumento dos conhecimentos do paciente sobre saúde dentária ajudará a mudar o seu comportamento em relação aos cuidados dentários.

- Esta abordagem, baseada num modelo de aprendizagem cognitiva, pressupõe a seguinte sequência:

Knowledge ⟶ Attitude ⟶ Behaviour change.

- O comportamento de uma pessoa é o resultado de forças internas e externas. As suas crenças, atitudes, interesses, valores, necessidades, motivos, expectativas, percepções e factores biológicos, bem como a influência da família, dos grupos de pares e de factores económicos de massa, como a profissão, a educação e os meios de comunicação social, moldam e afectam as suas acções.

> **DRAWBACK :**

- Considerando este modelo, torna-se evidente que, normalmente, não existe uma relação linear entre os esforços do educador e o comportamento do aluno. Para desenvolver um programa eficaz de educação para a saúde dentária, o educador deve estar consciente da interação de todas as forças sobre o aluno. O educador deve primeiro avaliar o aluno ou alunos para desenvolver e implementar um programa educacional racional que resultará numa mudança de comportamento sustentada.

8. <u>MODELO DE APRENDIZAGEM COMPORTAMENTAL:</u>

- Esta metodologia baseia-se na alteração do comportamento do aluno através de actividades prescritas que apresentam as competências, o comportamento e os conhecimentos adequados, na esperança de que as atitudes desejadas se sigam.

- Atualmente, os programas centram-se em fazer com que os alunos participem na aprendizagem das técnicas de escovagem e de utilização do fio dental, em vez de se limitarem a fazer uma demonstração ou uma palestra sobre a técnica. Para ser verdadeiramente eficaz, o educador deve avaliar cada aluno para prescrever actividades que sejam compatíveis com o estilo de vida desse aluno.

- Quatro factores que influenciam o facto de um indivíduo praticar ou não estes procedimentos dentários preventivos foram identificados na investigação conduzida por Rosenstock e, mais tarde, por Kegeles:

    i.   os indivíduos devem sentir que são susceptíveis de sofrer de doenças dentárias,

    ii.   devem encarar a doença dentária como uma consequência grave,

iii. devem acreditar que as doenças dentárias são evitáveis, e

iv. devem atribuir um certo relevo ou importância à saúde dentária. Se algum destes factores estiver ausente, a probabilidade de um indivíduo estar motivado para adotar e praticar o procedimento preventivo é significativamente reduzida.[1]

9. MODELO DE PLANEAMENTO PRECEDE-PROCEDE (PPM):

- Os modelos de planeamento existem a um nível macroscópico; servem de estrutura organizadora para todo um esforço de promoção da saúde destinado a promover a redução de uma determinada doença.

- Um exemplo particularmente útil, amplamente aplicado e fácil de seguir de um modelo de planeamento é o modelo de planeamento PRECEDE-PROCEED (PPM). O PPM é, em grande medida, uma abordagem ecológica da promoção da saúde.

- O PPM é, na verdade, bastante simples de compreender quando se percebe que incorpora dois aspectos fundamentais da intervenção: a) planeamento e b) avaliação.

- O PPM orienta o planeador do programa a pensar logicamente sobre o ponto final desejado e a trabalhar "para trás" para atingir esse objetivo.

- **PASSOS :**

  Etapa 1 avaliação social

  Etapa 2: avaliação epidemiológica

  Etapa 3 Avaliação comportamental e ambiental

  Etapa 4 avaliação educativa e ecológica

Etapa 5: avaliação administrativa e política

Implementação da etapa 6

Etapa 7: avaliação do processo

Etapa 8: avaliação do impacto

Etapa 9: avaliação dos resultados

- Esta observação ensina uma lição vital, nomeadamente que o planeamento do programa é maior e é uma tarefa mais abrangente em comparação com a função subserviente de seleção e aplicação da teoria[8].

10. **O MODELO DE MOTIVAÇÃO PARA O AUTOCUIDADO (TSCMM) :**

- Esta abordagem do processo educativo foi proposta por Horowitz e colaboradores.

- Esta abordagem global da pessoa para motivar o autocuidado baseia-se em valores, consciência, escolha e ação.

- O modelo de motivação para o autocuidado (TSCMM) aborda elementos e funções comuns a todos os indivíduos e subjacentes a todos os comportamentos de saúde.

- Este modelo foi desenvolvido com a intenção específica de abordar questões de incumprimento de comportamentos e estilos de vida que resultam em consequências negativas para a saúde.

- A TSCMM utiliza princípios das ciências sociais, psicológicas e comportamentais para incutir nos pacientes um maior sentido de escolha pessoal e de autorregulação crítica do comportamento.

- É amplamente adaptável, compreensível e promissor para ser integrado por uma vasta gama de grupos etários e socioculturais.

- De acordo com Horowitz, o TSCMM fornece uma estrutura eficaz para os esforços de educação dos doentes e para a promoção de mudanças de comportamento a longo prazo entre crianças em idade escolar e adultos.

- A TSCMM enfatiza o conceito de associar a saúde humana e uma maior auto-eficácia ao estabelecimento de objectivos baseados numa maior clareza dos valores de saúde.[1]

EDUCAÇÃO PARA A SAÚDE EM TRANSIÇÃO:

Os programas de educação para a saúde dentária destinados à comunidade passaram e continuarão a passar por períodos de transição, à medida que novos estudos revelarem métodos educativos que produzirão as práticas preventivas desejadas. As investigações demonstraram que o comportamento não se transmite, mas que se aprende. Nos cuidados de saúde, a aprendizagem exige uma participação ativa por parte do aprendente. Por esta razão, o objetivo principal é motivar os alunos a procurarem o objetivo da prevenção de doenças e da conservação dos dentes.

Historicamente, a educação para a saúde dentária das crianças tem sido uma prioridade para a profissão dentária devido à elevada prevalência de cáries dentárias neste grupo etário. Consequentemente, o sistema escolar surgiu como o cenário mais lógico e prático para implementar programas de educação para a saúde dentária em grande escala.

Os programas escolares de saúde dentária oferecem uma oportunidade de atingir o maior número de crianças durante as primeiras fases de desenvolvimento, quando os padrões de hábitos podem ser mais facilmente modificados ou alterados. O ambiente escolar é também propício à aprendizagem e ao reforço durante um período de tempo considerável e permite que os professores utilizem várias fases para induzir as crianças a participar no programa de DHE.

Os primeiros programas escolares de saúde dentária baseados no modelo de aprendizagem cognitiva consistiam essencialmente em profissionais e estudantes de medicina dentária que participavam em projectos de curta duração, como a Semana Nacional da Saúde Dentária Infantil, dias de carreira no ensino secundário, visitas pontuais a salas de aula do ensino básico e secundário.

Estes projectos não procuravam integrar a saúde dentária no currículo escolar; eram vistos como uma atividade "adicional" do ponto de vista administrativo.

A maioria dos relatórios sobre a educação para a saúde dentária na sala de aula concorda que a situação mais eficaz é quando o professor da sala de aula trabalha em estreita colaboração com o profissional de medicina dentária, independentemente de quem faz efetivamente a apresentação. O comportamento mais significativo para o professor é ser um modelo efetivo de boas práticas de saúde oral.

Verificou-se que este método não motivava mudanças nas atitudes e comportamentos em matéria de saúde oral. Como consequência desta constatação, a abordagem "mostrar e contar" evoluiu para programas de "mostrar e fazer".

A educação para a saúde dentária deve ser uma componente integral de todos os programas escolares de educação para a saúde. Um dos subprodutos interessantes do programa de educação para a saúde dentária nas escolas pode ser a divulgação de informações aos pais e aos membros da família[1].

CONTEÚDOS DA EDUCAÇÃO PARA A SAÚDE

O âmbito da educação para a saúde ultrapassa o sector da saúde convencional. A educação para a saúde dentária abrange todos os aspectos da saúde familiar e comunitária. Embora não se possa propor um currículo de formação definido, o conteúdo da educação para a saúde pode ser dividido nas seguintes divisões, por uma questão de simplicidade.

1. BIOLOGIA HUMANA :

A compreensão da saúde exige um conhecimento da biologia humana, ou seja, da estrutura e das funções do corpo; como manter a forma física ~ a necessidade de exercício, repouso e sono; os efeitos do álcool, do tabaco e das drogas no corpo; o cultivo de estilos de vida saudáveis, etc.

O relatório da UNICEF "State of the World's Children report 1989" elaborou uma lista básica de informações sobre saúde que, na sua opinião, todas as famílias têm o direito de conhecer. A lista inclui o espaçamento entre os filhos, a amamentação, a maternidade segura, a imunização, o desmame e o crescimento da criança, a diarreia, as infecções respiratórias, a higiene doméstica - o que poderia permitir às famílias introduzir melhorias significativas na sua própria saúde e na dos seus filhos.[10]

O melhor sítio para ensinar biologia humana é a escola. Só a escola, através do seu currículo de saúde sequencial, pode proporcionar experiências de aprendizagem contínuas e aprofundadas a milhões de estudantes. A prestação de informação e aconselhamento sobre biologia humana e higiene é vital para cada nova geração.

2. NUTRIÇÃO :

O principal objetivo da educação nutricional é orientar as pessoas para a escolha de dietas óptimas e equilibradas, eliminar preconceitos e promover bons hábitos alimentares - e não ensinar o jargão familiar das calorias e da bioquímica dos nutrientes.

Os problemas nutricionais, tais como a ignorância sobre o valor do aleitamento materno para além do primeiro ano de vida, as concepções erradas sobre o desmame adequado, a ignorância sobre a adequação de certas dietas para bebés e mulheres grávidas, o padrão tradicional de distribuição de alimentos nas famílias, etc., podem ser melhor resolvidos através da educação nutricional.

A educação nutricional é uma intervenção importante para a prevenção da malnutrição, a promoção da saúde e a melhoria da qualidade de vida.

3. HIGIENE :

A higiene tem dois aspectos - pessoal e ambiental. O objetivo da HIGIENE PESSOAL é promover padrões de limpeza pessoal no contexto das condições em que as pessoas vivem. A higiene pessoal inclui o banho, o vestuário, a lavagem das mãos depois de ir à casa de banho; o cuidado com as unhas, os pés e os dentes; cuspir, tossir, espirrar, a aparência pessoal e a inculcação de hábitos de limpeza nos jovens. A formação em matéria de higiene pessoal deve começar numa idade muito precoce e deve ser prosseguida até à idade escolar.

A HIGIENE AMBIENTAL tem dois aspectos: doméstico e comunitário. A higiene doméstica inclui a higiene da casa, a utilização de sabão, a necessidade de ar fresco, luz e ventilação; a armazenagem higiénica de alimentos; a eliminação higiénica de resíduos, a necessidade de evitar pragas, ratos, ratazanas e insectos. A melhoria da saúde ambiental é uma das principais preocupações de muitos governos e organismos afins em todo o mundo. Nos países em desenvolvimento, a tónica é colocada na melhoria dos serviços sanitários básicos, que consistem no abastecimento de água, na eliminação dos excrementos humanos e de outros resíduos sólidos e líquidos, no controlo dos vectores, no saneamento dos alimentos e na habitação, que são fundamentais para a saúde.

Um programa de saneamento ambiental deve incluir a educação sanitária. Se for adoptada uma abordagem de educação para a saúde, as pessoas participarão desde o início na identificação dos seus problemas de saneamento e escolherão as soluções e instalações que desejam. Assim, será mais provável que utilizem essas instalações e melhorem a sua saúde.

4. SAÚDE FAMILIAR :

A família é a primeira defesa, bem como a principal garantia do bem-estar dos seus membros. A saúde depende em grande medida do ambiente social e físico da família e do seu estilo de vida e comportamento. O papel da família na promoção da saúde e na prevenção da doença, no diagnóstico precoce e na prestação de cuidados aos doentes é de importância crucial.

Uma das principais tarefas da educação para a saúde é promover a autossuficiência da família, especialmente no que diz respeito às responsabilidades da família na gravidez, na educação dos filhos, nos cuidados pessoais e na influência sobre os filhos para que adoptem um estilo de vida saudável.

5. PREVENÇÃO E CONTROLO DE DOENÇAS :

Os medicamentos, por si só, não resolvem os problemas de saúde sem educação sanitária, uma pessoa pode adoecer repetidamente da mesma doença. As experiências dos países ocidentais demonstraram o papel da educação na erradicação da cólera, da febre tifoide, da malária e da tuberculose, etc.

A educação da população sobre a prevenção e o controlo das doenças endémicas locais é a primeira das oito actividades essenciais dos cuidados de saúde primários. Estão em curso vários programas de saúde pública à escala nacional para erradicar doenças como a malária, a tuberculose, a lepra, a filária, o bócio, etc. A experiência recente de erradicação da malária indicou que a pulverização antimalárica com insecticidas não pode resolver o problema sem educação sanitária.

6. SAÚDE MENTAL :

Os problemas de saúde mental ocorrem em todo o lado. Tornam-se mais proeminentes quando as principais doenças mortais estão sob controlo. Há uma tendência para o aumento da prevalência das doenças mentais quando a sociedade muda de uma economia agrícola para uma economia industrial e quando as pessoas passam da intimidade calorosa de uma comunidade de aldeia para o isolamento das grandes cidades.

O objetivo da educação para a saúde mental é ajudar as pessoas a manterem-se mentalmente saudáveis e a evitarem um esgotamento mental. As pessoas devem desfrutar das suas relações com os outros e aprender a viver e a trabalhar sem perturbações mentais.

Há certas situações especiais em que a saúde mental se reveste de grande importância - a mãe após o nascimento do filho; a criança que entra na escola pela primeira vez, o aluno que entra no ensino secundário, a decisão sobre uma carreira futura, a constituição de uma nova família e a viuvez. Estes são períodos críticos da vida em que a pressão externa tende a afetar a saúde mental. Os profissionais de saúde devem ajudar as pessoas a alcançar a saúde mental, demonstrando simpatia, compreensão e através do contacto social.

7. PREVENÇÃO DE ACIDENTES :

Os acidentes são uma caraterística da complexidade da vida moderna. Nos países desenvolvidos, estão a causar cada vez mais perdas de vidas e de membros. Os acidentes ocorrem em três domínios principais: a casa, a estrada e o local de trabalho. A educação para a segurança deve ser orientada para estes domínios. A aplicação de regras de segurança rodoviária deve ser uma preocupação do departamento de engenharia e também da responsabilidade do departamento de polícia. O fator predominante nos acidentes é a falta de cuidado e o problema pode ser resolvido através da educação para a saúde.

8. UTILIZAÇÃO DOS SERVIÇOS DE SAÚDE :

Muitas pessoas, especialmente nas zonas rurais, não sabem quais os serviços de saúde disponíveis na sua comunidade e muitas mais não sabem quais os sinais a procurar que indicam que é necessária uma visita ao médico. Estudos indicam que a atitude do público em relação aos serviços de saúde ainda é apreensiva.

Existe uma lacuna de comunicação entre o público e a administração estatal da saúde sob a forma de "feedback" para melhorar os serviços de saúde. Um dos objectivos declarados da educação para a saúde é informar as pessoas sobre os serviços de saúde disponíveis na comunidade e sobre a forma como podem utilizá-los (por exemplo, programas de rastreio, imunização, serviços de planeamento familiar, etc.) e utilizar os recursos dos cuidados de saúde.[9]

FASES DA ADOPÇÃO DE NOVAS IDEIAS E PRÁTICAS

Há diferentes fases pelas quais um indivíduo passa antes de adotar uma nova ideia ou prática. Os psicólogos sociais identificaram cinco fases principais, que podem ser representadas num **padrão em escada.**

1. FASE DE INCONSCIÊNCIA:

Esta é a fase em que o indivíduo não está consciente da nova ideia ou prática.

2. FASE DE CONSCIENCIALIZAÇÃO:

Esta é a fase em que o indivíduo tem alguma informação geral sobre a nova ideia ou prática, mas não sabe muito sobre a sua utilidade, limitações, etc.

3. FASE DE INTERESSE:

Esta é a fase em que o indivíduo mostra interesse em saber mais sobre a nova ideia ou prática. O indivíduo está interessado em ouvir ou ler sobre o novo método.

4. FASE DE AVALIAÇÃO:

Esta é a fase em que o indivíduo tenta descobrir as vantagens e desvantagens do novo método.

Avalia se a nova prática será benéfica para si e para a sua família. Após uma avaliação adequada, o indivíduo toma a decisão de aceitar ou rejeitar a nova ideia.

5. FASE DO JULGAMENTO:

Esta é a fase em que o indivíduo decide pôr em prática a nova ideia ou método . Nesta fase, devem ser dadas informações adicionais e orientações adequadas

ao indivíduo para eliminar os problemas encontrados na aplicação do novo
método.

6. FASE DE ADOPÇÃO:

Esta é a fase em que o indivíduo aceita finalmente a nova ideia ou prática como
benéfica para si e a adopta.

O indivíduo pode também rejeitar a ideia ou a prática em qualquer fase, quer
por considerar que não lhe traz qualquer benefício, quer por razões económicas
ou culturais, quer por não lhe ter sido disponibilizada informação adequada.

Não é necessário seguir todas estas fases para adotar uma nova ideia ou
prática. Algumas etapas podem ser ignoradas. A adoção da prática como parte
dos seus próprios valores é chamada de **internalização.**

➢ Estas fases de podem também ser resumidas da seguinte forma: (dado por
Prochaska e DiClemente, 1992)

1. A fase de pré-contemplação

Neste caso, a pessoa está envolvida num determinado tipo de
comportamento, que não é saudável, e continua com esse comportamento

2. A fase de contemplação

Aqui, a pessoa está a pensar em mudar o seu comportamento e a estudar os
prós e os contras.

3. A fase de preparação

Neste caso, a pessoa decidiu fazer a mudança e está a preparar-se, fazendo
planos.

4. A fase de ação

É aqui que se dá a verdadeira mudança de comportamento.

5. A fase de manutenção

Neste caso, a pessoa está a manter o comportamento alterado.[12]

CONHECIMENTOS, ATITUDES, PRÁTICAS E COMPETÊNCIAS NO DOMÍNIO DA SAÚDE:

O resultado mais importante da educação para a saúde é o desenvolvimento e a prática de hábitos ou comportamentos desejáveis. No que respeita à saúde dentária, este resultado é particularmente importante, uma vez que os dentes se deterioram a um ritmo tão rápido que os hábitos desejáveis de cuidados diários são muito importantes. Ou seja, os cuidados adequados com os dentes têm origem no indivíduo e no seu padrão de hábitos, tais como escovar os dentes e usar o fio dental, abster-se de usar os dentes de formas indesejáveis e hábitos perniciosos, assumir a responsabilidade por cuidados dentários regulares pelo dentista da família e usar todos os meios para evitar a perda de dentes por doença ou acidente.

O conhecimento sobre saúde deve preceder todos os outros objectivos para alcançar bons hábitos e comportamentos de saúde dentária. O conhecimento é o resultado da aprendizagem de factos e procedimentos que ajudam o indivíduo a saber o que fazer numa determinada situação e que lhe dão conhecimento suficiente das razões pelas quais deve reagir de uma determinada forma. O conhecimento é a obtenção de factos e informações, a compreensão, o discernimento, a razão e a compreensão.

O conhecimento é a soma das experiências do indivíduo, quer sejam adquiridas através de livros, palestras e demonstrações, quer através de experiências de contacto direto, como a limpeza dos dentes ou a obturação de uma cárie. Mas o conhecimento não pode depender inteiramente da experiência individual. É necessário obter, de forma ordenada, um conjunto regular de conhecimentos, geralmente designado por conteúdo disciplinar.

O conhecimento em educação para a saúde é, portanto, do tipo que estimula e serve como uma força motivadora. Permite que a criança dê as respostas corretas que aprendeu na escola, a situações fora da sala de aula. Mais uma vez, aplicando este conceito à saúde dentária, a criança pode aprender como e quando escovar os dentes de forma correta, mas pode não ter as facilidades para o fazer na escola. Por conseguinte, aprende a transportar este conhecimento para a situação doméstica e a responder com o cuidado adequado dos seus dentes como uma auto-disciplina. O conhecimento não gera uma conduta correta a menos que se baseie em experiências de aprendizagem de algum tipo, quer vicárias quer diretas.

As atitudes de saúde são as reacções do indivíduo à aprendizagem que adquiriu. É o estado de prontidão mental e emocional para aceitar o que se sabe ser bom e rejeitar o que é prejudicial. As atitudes são definidas como preferências, gostos e aversões, valores, sentimentos e, a um nível mais elevado, consciência ou filosofia. As atitudes constituem a base do comportamento. As atitudes individuais são adquiridas. Desenvolvem-se como resultado de uma vida num determinado ambiente. As atitudes podem desenvolver-se lentamente através de um longo processo de educação ou podem surgir subitamente como resultado de uma experiência intensa.

Infelizmente, muitas atitudes são aprendidas a partir de fontes menos fiáveis e são essas atitudes que devem ser quebradas e substituídas por outras. Uma educação para a saúde dentária enérgica e entusiástica nas escolas pode provocar mudanças nas más atitudes que podem ter sido aprendidas através de fontes pouco fiáveis.

As atitudes, nomeadamente no que diz respeito às práticas de saúde, são adquiridas numa fase precoce da vida. Os professores e os pais têm a maior influência no desenvolvimento das atitudes desejadas, mas a criança também precisa de ser desafiada para criar para si própria um conjunto de valores. Se aceitar apenas os valores do seu grupo de pares, não poderá tomar decisões inteligentes quando for deixada à sua sorte

As práticas de saúde são as acções que resultam dos conhecimentos e das atitudes de saúde. As práticas de saúde dentária são o resultado da utilização contínua de factos de saúde até que estes se fixem como hábitos. Diz-se que um hábito é uma resposta fixa ou estabelecida a situações diárias que envolvem pouca atividade mental. Os hábitos não se mantêm através do reforço quotidiano de boas atitudes. Isto explica a razão para um programa contínuo de saúde dentária nas escolas. A menos que haja lembretes constantes, ênfase e motivação renovada, haverá um retrocesso gradual nos bons hábitos de saúde dentária em casa e uma diminuição do número de consultas dentárias regulares. O desafio para os educadores é manter a boa saúde dentária em primeiro lugar nos objectivos de saúde através de instruções e exigências persistentes que exijam boas práticas de saúde dentária.

As competências em matéria de saúde relacionadas com a educação para a saúde são actividades que se aprendem através de instruções. As competências são contínuas ou progressivas. As crianças gostam de melhorar cada vez mais as competências que acabaram de aprender, pelo que é pertinente permitir a prática imediatamente após a instrução. Os exercícios de escovagem dos dentes nas escolas ensinam uma competência, mas não têm grande utilidade se os pais não supervisionarem a atividade em casa e não se certificarem de que as crianças escovam todas as superfícies dos dentes segundo um padrão muito definido, de modo a formar um hábito desejável. Os pais devem complementar a escola no ensino de competências.

MOTIVAÇÃO:

É a mais importante imediatamente após a instrução, mas deve ser renovada com frequência durante os anos de aprendizagem para que as competências melhorem. A saúde dentária não pode ser ensinada num determinado ano de escolaridade e depois abandonada, pois cairá em desuso e desrespeito. Deve haver um fluxo constante de informação ao longo da vida escolar da criança para manter o seu interesse (motivação) e as suas atitudes no sentido de uma melhor saúde dentária.[10]

EDUCADOR DE SAÚDE DENTÁRIA:

São cinco as caraterísticas de um educador em saúde dentária competente:

1. Uma personalidade desejável - calorosa, saudável e construtiva - com impacto tanto nos jovens como nos adultos.

2. Um acervo significativo de conhecimentos profissionais úteis e a capacidade de os comunicar aos outros.

3. Sucesso na seleção de ideias importantes a aprender.

4. Capacidade de estabelecer relações construtivas e estimulantes com indivíduos e grupos.

5. Pelo menos uma especialidade bem desenvolvida, como a que todos os higienistas dentários possuem.

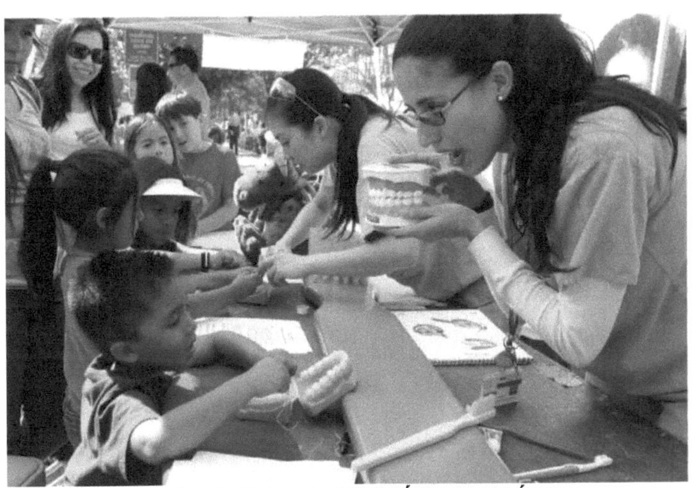

FIG. 3: EDUCADOR DE SAÚDE DENTÁRIA

➢ EDUCAÇÃO PARA A SAÚDE DENTÁRIA NA CLÍNICA:

O MOMENTO EDUCATIVO:

- A educação do paciente começa com a chamada telefónica para a primeira consulta e continua a um ritmo constante e medido ao longo de cada consulta.

- O consultório ou clínica dentária proporciona um momento educativo em que o paciente se encontra num estado de espírito altamente recetivo para aceitar ou rejeitar o tratamento dentário.

- Os esforços de instrução no consultório dentário têm vários objectivos. São eles;

  1. Colocar o paciente num estado de espírito relaxado e recetivo para que aceite o tratamento dentário numa atmosfera de confiança.

  2. Transmitir informações científicas numa linguagem leiga para que o paciente compreenda o significado do serviço dentário e lhe dê o devido valor em termos de manutenção de uma saúde dentária óptima.

  3. Fazer um esforço para motivar o paciente a praticar bons hábitos de saúde dentária.

  4. Corrigir atitudes desfavoráveis que possam existir devido a experiências dentárias anteriores, desinformação e superstições.

➢ A ABORDAGEM EM EQUIPA DO ENSINO DA SAÚDE DENTÁRIA:

Existem duas filosofias relativas à instrução do paciente que prevalecem nos consultórios dentários.

Plano - 1:

Todas as instruções são dadas pelo dentista. O dentista passa duas ou mais consultas, condicionando o doente para procedimentos de boa saúde dentária a serem efectuados em casa e para o diagnóstico e discussão do plano de tratamento completo e dos procedimentos de acompanhamento. Depois de o dentista ter concluído o trabalho de restauração, o acompanhamento, a profilaxia e outras instruções são delegados ao higienista dentário e ao assistente, sob a supervisão do dentista.

Plano 2:

Durante a primeira visita, o dentista reúne-se com o paciente para o examinar e para o familiarizar. A profilaxia e as radiografias são efectuadas pelo higienista dentário. A discussão da rotina de cuidados em casa completa a primeira visita. As visitas de retorno dizem respeito ao diagnóstico completo, ao planeamento do tratamento e à discussão dos honorários. Neste plano, os auxiliares fazem a maior parte das instruções. O dentista só presta cuidados de restauração. Em ambos os casos, as emergências são tratadas imediatamente para aliviar a dor.

> **Reuniões de pessoal:**

As reuniões da equipa em intervalos regulares são essenciais para uma prática dentária bem organizada. As reuniões de equipa tendem a aumentar o prestígio do dentista entre os seus empregados. Estes sentem que ele se preocupa com eles e que leva a sério a eficiência do consultório e o bem-estar dos pacientes.

Um dos assuntos mais importantes a discutir nestas reuniões é quais os princípios e itens da medicina dentária preventiva que devem ser ensinados aos pacientes, de modo a que todos utilizem a mesma matéria e os pacientes não fiquem confusos com opiniões contraditórias.

Um consultório dentário que continue a dar ênfase à prevenção e à educação para a saúde dentária acabará por sair a ganhar.

1. Menos emergências entre os pacientes regulares porque têm uma melhor saúde dentária.

2. Mais tempo para novos pacientes e casos de emergência.

3. Mais crianças tratadas após o horário escolar porque, através de um sistema precoce e regular de prevenção e educação, a cárie dentária e outras doenças foram reduzidas entre os pacientes infantis regulares.

4. Menor necessidade de reconstrução dentária porque os dentes foram poupados.

5. Pacientes que apreciam um grau mais requintado de medicina dentária.

6. Menos casos de cirurgia e extração.

7. Eliminação quase total das dores de dentes nos pacientes regulares.

8. Mais pacientes podem ser atendidos pelo dentista, o que resulta num consultório maior.

9. O pessoal dentário está sob menos pressão devido a emergências.

➢ **Relações interpessoais:**

Um dentista é capaz de criar a atmosfera do seu consultório. Os seus sentimentos e acções são a chave para motivar a equipa dentária e os pacientes. Se ele transmite uma atitude negativa e interage negativamente com a sua equipa dentária, esta mesma atmosfera será comunicada ao doente, porque a atitude de medo e ansiedade tem um efeito profundo nos serviços dentários. As competências interpessoais eficazes incluem os comportamentos relacionados com o contacto visual confortável, o aceno de cabeça adequado para mostrar ao paciente que ele tem a sua atenção, a concordância e a escuta ativa do que ele diz. O paciente sente que é compreendido, cuidado e respeitado como pessoa.

➢ **O dentista como educador:**

A personalidade do dentista no consultório está normalmente formada e de certa forma cristalizada na altura em que deixa a escola de medicina dentária. Não é separada e distinta da sua própria personalidade, mas pode ser cultivada uma maneira de estar no consultório. As pessoas procuram um dentista que tenha uma excelente técnica, que tenha uma boa reputação na sua comunidade e entre os seus colegas profissionais.

Os traços de personalidade são uma consideração secundária. O dentista de sucesso tem um bom equilíbrio entre uma boa atitude profissional e a simpatia. Ele deve estar disposto a explicar o que está a fazer na boca do paciente enquanto trabalha. Para que o doente aprecie o serviço dentário, deve saber o que precisa, porque precisa e deve ter uma ideia das dificuldades inerentes à prestação do tratamento. Um doente agradecido é um doente informado.

Os membros da Sociedade Americana de Medicina Dentária Preventiva realizaram um inquérito sobre a prática clínica preventiva de dentistas individuais. Os resultados mostraram que a maioria dos dentistas se dedicava à clínica geral e que os seus pacientes eram maioritariamente das classes média e alta. 98,3% consideravam que praticavam medicina dentária preventiva, mas apenas 87% forneciam instruções de higiene oral a todos os pacientes.

> **O higienista dentário como educador:**

A principal função do higienista dentário é interpretar os factores e procedimentos de saúde dentária numa linguagem leiga, para que o paciente seja condicionado a praticar bons hábitos de saúde dentária. Estabelece uma boa relação com o paciente, dando-lhe confiança nos seus serviços e nos do dentista. Ela ensina com precisão científica não só factos e procedimentos de saúde dentária, mas também avalia as necessidades nutricionais individuais e o controlo da dieta. Pode recomendar medidas preventivas, tais como aplicações tópicas de medicamentos para a prevenção da cárie dentária.

> **A educação do paciente por outros membros da equipa dentária:**

Os doentes conhecem uma variedade de pessoas, os funcionários das clínicas, os assistentes dentários, as secretárias e os membros dos gabinetes nos consultórios privados. Contribuem para a educação para a saúde dentária de várias formas diferentes. A informação que fornecem deve ser autêntica e estar de acordo com as opiniões profissionais do dentista e do higienista dentário. Não são responsáveis pela instrução dos doentes, mas devem dar indicações e informações claras e concisas, baseadas na filosofia do consultório em causa. A menos que o pessoal auxiliar tenha formação adequada em métodos e procedimentos de instrução sobre saúde dentária, não deve tentar discutir o tratamento dentário, a patologia dentária ou a higiene oral com o doente.

O dentista que permite que o pessoal auxiliar instrua o doente na escovagem dos dentes e nas técnicas de cuidados domésticos está a relegar a parte mais importante da saúde dentária para um estatuto menos importante na mente do doente. Apenas o dentista e o higienista dentário estão qualificados para ensinar estas rotinas importantes.[10]

APLICAÇÃO DE CONCEITOS PSICOLÓGICOS À MEDICINA DENTÁRIA

EDUCAÇÃO SANITÁRIA:

■ **Desenvolvimento da criança - A evolução das necessidades e dos interesses em matéria de saúde dentária:**

■ Há dois factores que devem ser tidos em conta quando se lida com crianças.

1. Aceite a criança tal como ela é, mas tente compreender como ela era no início da sua vida e como poderá desenvolver-se através de uma orientação adequada à medida que cresce.

2. A criança passa de casa para a escola e depois para a comunidade.

A criança não tem uma coordenação completa entre os olhos e as mãos ou um pequeno controlo muscular, pelo que é pertinente fornecer uma escova de dentes que seja pequena e se adapte à sua mão, uma escova que tenha uma cabeça pequena que ela possa manipular convenientemente na boca. Deve ser ensinada a escovar os dentes com movimentos largos e aleatórios porque não tem controlo muscular suficiente para aprender formas mais complicadas de escovar os dentes.

A criança em idade pré-escolar é extremamente ativa. Gosta de iniciar, aceita a rotina e gosta da repetição. Estas caraterísticas fazem dela um bom objeto para aprender hábitos de saúde dentária. Uma vez que deseja um certo grau de responsabilidade, pode ser ensinada a lavar os dentes e a cuidar da sua escova. Ele vai gostar de uma visita ao dentista se for devidamente preparado antes de ser levado ao consultório dentário. A instrução sobre a saúde dentária pode contribuir para um sentimento de segurança, uma vez que a criança aprende a autodirigir-se na aquisição de competências diárias em matéria de saúde dentária.

A criança de nove a onze anos está absorvida nas suas próprias actividades e nas dos seus amigos. O seu interesse pelas rotinas diárias de saúde é apenas ligeiro e precisa de ser frequentemente lembrada para escovar bem os dentes. Pode revoltar-se contra a escovagem dos dentes ou contra qualquer tentativa de o levar ao dentista. É também o período de maior suscetibilidade à cárie dentária. São necessárias idas frequentes ao dentista para controlar as cáries dentárias que se desenvolvem rapidamente nesta idade.

- ADOLESCENTE:

Os adolescentes têm demasiadas coisas na cabeça para pensarem muito na sua saúde. É difícil motivá-los a praticar bons hábitos de saúde quando a maior parte deles goza de boa saúde.

Através de uma orientação inteligente por parte dos pais e dos professores, as boas práticas de higiene serão transmitidas desde a infância até à adolescência e os cuidados dentários serão aceites como parte do crescimento.

➢ **O elemento do comportamento:**

O comportamento é definido como uma série de escolhas entre acções possíveis. Os seguintes elementos estão envolvidos na alteração de um comportamento.

1. **Situação:** A situação apresenta alternativas que exigem uma escolha. O indivíduo tenderá a escolher a situação que melhor satisfaz as suas necessidades.

2. **Caraterísticas pessoais**: As capacidades e atitudes de uma pessoa limitam a forma como ela pode responder às situações, especialmente quando está sob stress.

3. **Objetivo:** A pessoa vê alguma possibilidade de agir sobre a situação de modo a obter satisfação. Por vezes, pode tratar-se de uma gratificação imediata ou de um objetivo diferido.

4. **Interpretação:** Uma pessoa interpreta uma situação de acordo com a quantidade de conhecimentos que possui sobre o assunto em questão. Antes de agir, deve decidir que acções são possíveis e que acções prometem as melhores consequências.

5. **Ação:** Espera-se que poucas decisões de ação resultem em satisfação completa. Espera-se que os aborrecimentos diminuam o resultado da ação, pelo que a pessoa deve tomar qualquer ação que conduza à maior satisfação.

6. **Confirmação ou contradição:** A ação é seguida das consequências que confirmam ou contradizem a interpretação. Se a experiência de uma pessoa for bem sucedida e satisfatória, a sua decisão será confirmada. No entanto, se a decisão e a ação forem insatisfatórias, dizemos que a sua decisão resultou numa contradição e ele sente-se frustrado e pode concluir que o objetivo não pode ser alcançado.

➢ **PSICOLOGIA DA MOTIVAÇÃO:**

Há um grande número de forças internas e externas que afectam o que uma pessoa faz, como se sente e como pensa. São as chamadas necessidades. Vão desde os impulsos básicos, como a fome, a sede, o sexo e a libertação do desconforto, até às necessidades que têm origem em situações sociais, como a aceitação, o reconhecimento, a liderança e o companheirismo. A satisfação destas forças motivadoras serve para satisfazer a necessidade e para aliviar a tensão. Os psicólogos concordam que todos os padrões de comportamento são motivados. Em alguns casos, os motivos são facilmente identificados, noutros é difícil compreender os motivos ocultos que levam as pessoas a comportarem-se como o fazem.

O processo de motivação tem quatro factores principais:

1. A necessidade ou o impulso

2. Ação do indivíduo

3. Um objetivo ou incentivo a atingir

4. Alguma forma de satisfação

Se faltar algum passo no processo, o processo pára e a frustração toma o lugar da motivação. Existem muitas fontes de motivação. Algumas delas são fisiológicas e têm origem no corpo. São direcionadas para manter o corpo num grau ótimo de saúde e eficiência, mantendo o equilíbrio corporal.

As motivações podem ser modificadas por pressões sociais ou por preferências pessoais. Estas são motivações aprendidas. A pessoa quer ser aceite socialmente, por isso mantém os dentes limpos e pratica uma boa higiene dentária.

Alguns indivíduos praticam uma boa higiene bucal para satisfazer o desejo de reconhecimento.

> **<u>DESEJO DE DEPENDÊNCIA:</u>**

Trata-se de uma forma de dependência da qual a pessoa retira um certo grau de satisfação e segurança. O desejo de atenção é forte e a pessoa está disposta a pagar por isso.

> **<u>MOTIVADORES NEGATIVOS:</u>**

São vistos sob a forma de medo. A pessoa mantém uma boa higiene oral, embora não o deseje, devido ao medo de perder os dentes e à perspetiva de usar próteses.[10]

ACONSELHAMENTO:

O aconselhamento é uma das abordagens utilizadas na educação para a saúde para ajudar os indivíduos e as famílias. Durante o aconselhamento, uma pessoa com uma necessidade e uma pessoa que lhe dá apoio e encorajamento (o conselheiro) encontram-se e discutem de tal forma que a pessoa com uma necessidade ganha confiança na sua capacidade de encontrar soluções para os problemas. O aconselhamento assenta em grande medida nas competências de comunicação e de relacionamento.[13]

O aconselhamento é um processo que pode ajudar as pessoas a compreender melhor e a lidar com os seus problemas e a comunicar melhor com aqueles com quem estão emocionalmente envolvidas. Pode melhorar e reforçar a motivação para mudar de comportamento. Pode dar apoio em alturas de crise. Ajuda as pessoas a enfrentar os seus problemas e a reduzi-los ou resolvê-los.

O aconselhamento é diferente do aconselhamento. Implica escolha, não força. Aconselhar equivale a orientar as pessoas e a adverti-las sobre o que fazer e o que não fazer. Um conselheiro deve ser capaz de:

- Para comunicar informações
- Ganhar a confiança das pessoas para ouvir com simpatia as pessoas que estão ansiosas, angustiadas e possivelmente hostis.
- Compreender os sentimentos do outro e responder-lhes de forma a que o outro se possa sentir livre para exprimir os seus sentimentos
- Ajudar as pessoas a reduzir ou resolver os seus problemas[9].

O aconselhamento deve fazer parte do tratamento dado a uma pessoa doente ou com problemas. É também um aspeto importante da prevenção de doenças e da promoção da saúde, porque ajuda as pessoas a compreenderem o que podem fazer, através dos seus próprios esforços, para evitar a doença e melhorar as suas vidas.

- <u>O OBJECTIVO DO ACONSELHAMENTO:</u>

Através do aconselhamento, as pessoas são encorajadas a refletir sobre os seus problemas e a compreender melhor as suas causas. Como resultado desta compreensão, espera-se que as pessoas se comprometam a tomar medidas para resolver os problemas. O tipo de ação a tomar será uma decisão da própria pessoa, embora possa ser orientada, se necessário, pelo conselheiro.

Aconselhamento significa escolha, não força, não conselho, um profissional de saúde pode pensar que o seu conselho parece razoável, mas pode não ser adequado às circunstâncias particulares da pessoa que recebe o conselho. No aconselhamento, é a pessoa em causa que toma as decisões, pelo que é mais provável que as soluções adoptadas sejam adequadas. Uma solução adequada será aquela que a pessoa pode seguir com resultados positivos.

- <u>REGRAS DE ACONSELHAMENTO:</u>

1. Relações: Os conselheiros demonstram preocupação e uma atitude atenciosa. É mais provável que as pessoas falem dos seus problemas com alguém em quem confiam.

2. Identificação das necessidades: Os conselheiros procuram compreender um problema tal como a pessoa com o problema o vê. As pessoas devem identificar os seus próprios problemas. Os conselheiros não dão nome ao problema por

elas.

3. Sentimentos: Os conselheiros desenvolvem empatia (compreensão e aceitação) pelos sentimentos de uma pessoa, não simpatia (tristeza ou pena). Um bom conselheiro ajuda as pessoas a tomar consciência dos seus sentimentos e a lidar com eles.

4. Participação: Os conselheiros nunca tentam persuadir as pessoas a aceitarem os seus conselhos. Os conselheiros ajudam as pessoas a refletir sobre todos os factores envolvidos nos seus problemas e incentivam-nas a escolher as <u>soluções</u> mais adequadas à sua situação específica.

5. Sigilo: Os conselheiros são informados de muitos problemas pessoais. A informação deve ser mantida em segredo de todas as outras pessoas. Nunca devem revelar informações sem autorização específica.

6. Informação e recursos: Embora o conselheiro não dê conselhos, deve partilhar informações e ideias sobre os recursos de que o cliente necessita para tomar uma decisão acertada.

■ <u>**DIFERENTES TIPOS DE ACONSELHAMENTO:**</u>

1. <u>**ACONSELHAMENTO ÀS FAMÍLIAS:**</u>

As pessoas podem precisar da ajuda das suas famílias para resolver um problema. Quando trabalhamos com uma família, estamos a lidar com mais do que uma pessoa. Por conseguinte, pode haver mais do que um problema, mais do que uma necessidade e, provavelmente, mais do que uma solução. Nas famílias, pessoas diferentes têm responsabilidades e poderes diferentes. Procure e fale com a pessoa certa para cada problema. Respeite também o chefe de família reconhecido.

2. **<u>ACONSELHAMENTO DE CRIANÇAS:</u>**

As crianças podem ser aconselhadas se tiverem idade suficiente para falar. Em primeiro lugar, pode obter-se informação de base junto dos pais e, depois, é melhor falar com a criança a sós. Comece por falar de coisas felizes e depois fale do problema. Informe a criança de que tudo o que disser será mantido em segredo. Desta forma, a criança confiará em si e falará livremente.

3. **<u>VISITAS AO DOMICÍLIO:</u>**

O aconselhamento também pode ser efectuado através de visitas ao domicílio. As pessoas estão mais dispostas a falar nas suas próprias casas do que quando estão numa clínica. Os trabalhadores da saúde devem visitar regularmente todas as casas das suas comunidades. Algumas das razões para as visitas domiciliárias são

- Manter uma boa relação com as pessoas e as famílias.

- Incentivar a prevenção de doenças comuns.

- Detetar e melhorar situações problemáticas numa fase precoce, antes que se tornem grandes problemas.

- Verificar o progresso de uma pessoa doente; ou o progresso na resolução de outros problemas.

- Educar a família sobre a forma de ajudar uma pessoa doente.

- Informar as pessoas sobre eventos comunitários importantes em que a sua participação é necessária[13].

Assim, o aconselhamento baseia-se fortemente nas competências de comunicação e de relacionamento. O aconselhamento é uma parte importante do tratamento, da prevenção de doenças e da promoção da saúde. Ajuda as pessoas a evitar a doença e a melhorar as suas vidas através dos seus próprios esforços. O aconselhamento desenvolve atitudes positivas. É parte integrante de todos os programas de cuidados de saúde.[9]

EDUCAÇÃO PARA A SAÚDE VS PROPAGANDA :

A propaganda é apenas uma campanha publicitária destinada a apresentar uma determinada coisa ou conceito sob uma luz favorável, de tal forma que o público possa aceitá-lo sem pensar analiticamente sobre ele. A educação para a saúde, por outro lado, promove o pensamento ativo e a avaliação do problema pelas pessoas e encoraja-as a decidir por si próprias se querem mudar e de que forma.[9]

As diferenças entre educação para a saúde e propaganda, elaboradas pelo Central Health Education Bureau, Governo da Índia, são apresentadas no quadro 1:[9]

HEALTH EDUCATION	PROPAGANDA
Knowledge and skills actively acquired	Knowledge instilled in the minds of people
Makes people this for themselves	Prevents or discourages thinking by ready-made slogans
Disciplines primitive desires	Arouses and stimulates primitive desires
Develops reflective behaviour. Trains people to use judgement before acting	Develops reflexive behaviour: aims at impulsive actions
Appeals to reason	Appeals to emotion
Develops individuality, personality and self-expression	Develops a standard pattern of attitudes and behaviours according to the mould used
Knowledge acquired through self-reliant activity aims at developing	Knowledge is spoon-fed and passively received
The process is behaviour centred favourable attitudes, habits and skills	The process is information centred- no change of attitude or behaviour designed.

COMUNICAÇÃO PARA A EDUCAÇÃO PARA A SAÚDE:

A comunicação pode ser considerada como um processo bidirecional de troca ou formação de ideias, sentimentos e informações. A comunicação e a educação estão interligadas. A arte e a ciência da comunicação constituem a base da educação para a saúde oral e da prevenção de doenças.

O objetivo final de toda a comunicação é provocar uma mudança na direção desejada pela pessoa que recebe a comunicação. Esta mudança pode ser a nível cognitivo, em termos de aumento dos conhecimentos; pode ser afectiva, em termos de alteração dos padrões de comportamento e atitudes existentes; e pode ser psicomotora, em termos de aquisição de novas competências. Estes objectivos são designados por objectivos de aprendizagem.9

Argyle (1983) sugere que a comunicação é uma forma de interação social, destinada a atingir determinados objectivos. Os objectivos são satisfeitos através de determinados comportamentos ou respostas por parte dos outros e, para obter essas respostas, é utilizada uma variedade de métodos verbais e não verbais designados por comunicação.3

Os países em vias de desenvolvimento começam agora a explorar a atual "revolução da comunicação" para pôr à disposição das famílias a informação sanitária de hoje, a fim de ajudar as pessoas a alcançar a saúde através das suas próprias acções e esforços. Diz-se que, sem comunicação, um indivíduo nunca poderia tornar-se um ser humano; sem comunicação de massas, nunca poderia fazer parte da sociedade moderna.9

Daniels e Spiker (1994) definem a comunicação como um significado partilhado criado entre duas ou mais pessoas através de transacções verbais e não verbais.

■ ELEMENTOS-CHAVE DA COMUNICAÇÃO

Existem quatro elementos no processo de comunicação:

1. Comunicador
2. Público
3. Mensagem
4. Canais de comunicação

1. COMUNICADOR:

É a pessoa que tem de transmitir a mensagem de saúde. Um bom comunicador:

- Tem objectivos claramente definidos
- Conhece as necessidades e os interesses do público
- Tenta descobrir as capacidades do público
- Deve ter uma mensagem válida e útil
- Seleciona o melhor canal de comunicação.

2. AUDIÊNCIA:

São os destinatários da mensagem de saúde. São os grupos-alvo que necessitam de aconselhamento ou da mensagem de saúde. Podem ser a população inteira ou um grupo seletivo, como trabalhadores industriais, crianças em idade escolar, grávidas, etc.

3. MENSAGEM:

É a informação que o comunicador transmite ao público. Para que uma mensagem seja aceite pelo público, deve ser:

- Simples e compreensível para os cidadãos
- Deve cumprir o objetivo
- Deve ser do interesse e das necessidades do público.

4. CANAIS DE COMUNICAÇÃO:

Estes são os meios de comunicação. A seleção dos meios de comunicação é muito importante. Deve ser:

- Atrativo
- Interessante e divertido
- Eficiente na transmissão clara da mensagem de saúde.

- PARCEIROS NA EDUCAÇÃO PARA A SAÚDE ORAL:

- Médicos de clínica geral   - Diretores de escolas
- Enfermeiros escolares   - Empresários/comerciantes
- Farmacêuticos   - Educadores de infância
- Visitantes de saúde   - Trabalhadores dos cuidados de saúde primários
- Professores   - Políticos - governo local e central
- Pessoal das autoridades locais   - Trabalhadores voluntários
- Colégios e professores[3]

➢ O PROCESSO DE COMUNICAÇÃO

A comunicação, que é a base da interação humana, é um processo complexo. Tem os seguintes componentes principais (Fig. 4):

1. remetente (fonte)

2. recetor (público)

3. mensagem (conteúdo)

4. canal(is) (médio)

5. feedback (efeito)

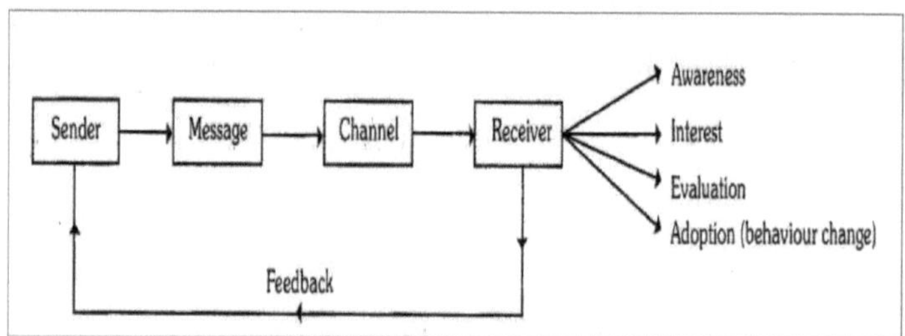

FIG. 4 : O PROCESSO DE COMUNICAÇÃO

1. ENVIADOR :

O emissor (comunicador) é o autor da mensagem. Para ser um comunicador eficaz, ele deve saber:

- os seus objectivos, claramente definidos

- o seu público: os seus interesses e necessidades

- a sua mensagem canais de comunicação

- as suas capacidades e limitações profissionais

O impacto da mensagem dependerá do seu próprio estatuto social (autoridade), conhecimento e prestígio na comunidade.

2. RECEPTOR :

Todas as comunicações devem ter um público, que pode ser uma pessoa ou um grupo de pessoas. Sem o público, a comunicação não passa de um mero ruído. Quanto mais homogénea for a audiência, maiores são as possibilidades de uma comunicação eficaz.

3. MENSAGEM :

Uma mensagem é a informação (ou "saber-fazer técnico") que o comunicador transmite ao seu público para que este a receba, compreenda, aceite e actue. Pode apresentar-se sob a forma de palavras, imagens ou sinais. A comunicação no domínio da saúde pode falhar em muitos casos, se a sua mensagem não for adequada. Uma boa mensagem deve estar em conformidade com os objectivos

- significativo

- com base nas necessidades sentidas

- claro e compreensível

- específico e exato

- atempada e adequada

- adaptar-se ao público

- interessante

- cultural e socialmente adequados

Transmitir a mensagem certa às pessoas certas no momento certo é um fator crucial para uma comunicação bem sucedida.

4. CANAIS DE COMUNICAÇÃO

Por canal entende-se as "pontes físicas" ou os meios de comunicação entre o emissor e o recetor.

<u>SISTEMAS MULTIMÉDIA :</u>

O esforço total de comunicação baseia-se em três sistemas de media:

a. comunicação interpessoal

b. Meios de comunicação social

c. Meios de comunicação tradicionais ou populares

A. COMUNICAÇÃO INTERPESSOAL

O canal de comunicação mais comum é a comunicação interpessoal ou cara a cara. A superioridade da comunicação interpessoal sobre os meios de comunicação de massas para a criação de efeitos motivacionais está bem documentada.

B. MASS MEDIA

Na comunicação de massas, o canal é um ou mais dos seguintes "meios de comunicação de massas", nomeadamente a televisão, a rádio, a imprensa escrita, etc. Os meios de comunicação de massas têm a vantagem de atingir uma população relativamente maior num período de tempo mais curto do que é possível com outros meios. Sendo meios de comunicação impessoais, normalmente não são eficazes para alterar modos de comportamento estabelecidos.

C. MEIOS DE COMUNICAÇÃO POPULARES

Cada comunidade tem a sua própria rede de meios de comunicação tradicionais ou folclóricos, como as danças folclóricas, os cânticos, os dramas, o Nautanki em Uttar Pradesh, o Burrakatha em Andhra Pradesh e o Harikatha na Índia Ocidental, para além de reuniões informais de grupos, encontros de castas ou religiosos.

Têm sido os principais instrumentos de preservação do património cultural. As mensagens de saúde podem ser comunicadas através destes meios de comunicação tradicionais. Cada canal de comunicação tem as suas vantagens e limitações.

Uma vez que a comunicação eficaz raramente é conseguida através da utilização de apenas um método, deve tentar-se combinar uma variedade de métodos para atingir o objetivo educativo. A educação para a saúde utiliza uma variedade de métodos para ajudar as pessoas a compreenderem a sua própria situação e a escolherem acções que melhorem a sua saúde.

5. FEEDBACK

É o fluxo de informação do público para o emissor. É a reação da audiência à mensagem. Se a mensagem não for clara ou não for aceitável, a audiência pode rejeitá-la de imediato. O feedback dá assim ao emissor a oportunidade de modificar a sua mensagem e de a tornar aceitável. O feedback é geralmente obtido através de sondagens de opinião, inquéritos de atitude e entrevistas. Pode retificar erros de transmissão.

> **TIPOS DE COMUNICAÇÃO :**

1. **Comunicação unidirecional (Método Didático)**

O fluxo de comunicação é "unidirecional", do comunicador para a audiência. O exemplo mais conhecido é o método da aula expositiva nas salas de aula. Os inconvenientes do método didático são :-

- o conhecimento é imposto

- a aprendizagem é uma autoridade

- pouca participação do público

- sem feedback

- não influencia o comportamento humano

2. **Comunicação bidirecional (método socrático)**

O método socrático é um método de comunicação bidirecional em que participam tanto o comunicador como a audiência. O processo de aprendizagem é ativo e "democrático". É mais suscetível de influenciar o comportamento do que a comunicação unidirecional.

3. **Comunicação verbal**

A forma tradicional de comunicação tem sido a boca a boca. A comunicação verbal direta pode estar carregada de significados ocultos. É persuasiva. A comunicação não direta ou escrita pode não ser tão persuasiva como a palavra falada.

4. Comunicação não-verbal

A comunicação pode ocorrer mesmo sem palavras. Inclui toda uma gama de movimentos corporais, posturas, gestos, expressões faciais (por exemplo, sorriso, sobrancelhas levantadas, franzir de sobrancelhas, olhar fixo, olhar fixo, etc.). O silêncio é uma comunicação não verbal . Pode falar mais alto do que as palavras.

5. Comunicação formal e informal

A comunicação tem sido classificada em formal (segue as linhas de autoridade) e informal (videira). A rede informal (por exemplo, círculos de mexericos) existe em todas as organizações.

6. Comunicação visual

As formas de comunicação visual incluem: quadros e gráficos, pictogramas, tabelas, mapas, cartazes, etc.

7. Telecomunicações e Internet

A telecomunicação é o processo de comunicação à distância através de instrumentos electromagnéticos concebidos para o efeito. O telefone e o telégrafo são conhecidos como sistemas de telecomunicações ponto-a-ponto. Os sistemas ponto-a-ponto estão mais próximos da comunicação interpessoal. Com o lançamento dos satélites, deu-se uma grande explosão de comunicações electrónicas em todo o mundo.

> **COMUNICAÇÃO NO DOMÍNIO DA SAÚDE :**

A comunicação no domínio da saúde é uma área importante da

comunicação. A educação para a saúde é a base de um sistema de cuidados de saúde preventivos.

➢ **Funções da comunicação no domínio da saúde**

A comunicação no domínio da saúde tem de satisfazer as seguintes necessidades

1. Informações   5. Aconselhamento

2. Educação   6. Educar para a moral

3. Motivação   7. Desenvolvimento da saúde

4. Persuasão   8. Organização

1. **Informações**

A principal função da comunicação sobre saúde é fornecer conhecimentos científicos ou informações às pessoas sobre problemas de saúde e sobre como manter e promover a saúde. A informação deve ser facilmente acessível às pessoas. A exposição ao tipo certo de informação sobre saúde pode eliminar as barreiras sociais e psicológicas da ignorância, dos preconceitos e das ideias erradas que as pessoas possam ter sobre questões de saúde; aumentar a consciencialização das pessoas ao ponto de elas serem capazes de perceber as suas necessidades de saúde; e influenciar as pessoas ao ponto de as necessidades não sentidas se tornarem necessidades sentidas e as necessidades sentidas se tornarem exigências.

O governo, os meios de comunicação social e os prestadores de cuidados de saúde têm a importante responsabilidade social de fornecer às pessoas informações factuais e equilibradas sobre a saúde e as questões com ela relacionadas e de despertar o seu interesse, com base no qual possam tomar decisões informadas. Os valores culturais, as crenças e as normas das pessoas influenciam a sua aceitação da informação sobre saúde. Uma informação correta é um elemento básico da educação para a saúde.

2. **Educação**

A educação do público em geral é parte integrante de uma abordagem orientada para a prevenção dos problemas de saúde e de doença; e a base de toda a educação é a comunicação. A educação para a saúde pode provocar mudanças nos estilos de vida e nos factores de risco de doença. A maior parte dos principais problemas de saúde e mortes prematuras do mundo podem ser evitados através de mudanças no comportamento humano a baixo custo. Mas a educação, por si só, não é suficiente para alcançar uma saúde óptima. A população-alvo deve ter acesso a medidas ou procedimentos preventivos comprovados.

3. Motivação

É o poder que leva uma pessoa a agir a partir do seu interior. Um dos objectivos da comunicação sobre saúde é motivar os indivíduos a traduzir a informação sobre saúde em comportamentos e estilos de vida pessoais para a sua própria saúde. A motivação inclui as fases de interesse, avaliação e tomada de decisão. A comunicação sobre saúde ajuda o indivíduo a passar do estado de consciência e interesse para a fase final de tomada de decisão e adoção da nova ideia ou programa. A motivação pode não ser duradoura; pode diminuir com o passar do tempo.

4. Persuasão

A persuasão é a arte de conquistar amigos e influenciar pessoas. É uma arte que não emprega a força ou a manipulação deliberada. O único objetivo da comunicação é influenciar. A persuasão é "uma tentativa consciente de um indivíduo para mudar ou influenciar as crenças gerais, a compreensão, os valores e o comportamento de outro indivíduo ou grupo de indivíduos de uma forma desejada": A comunicação persuasiva é mais eficaz do que a coerção ou a comunicação autoritária. A persuasão pode alterar o estilo de vida e modificar os factores de risco das doenças.

5. Aconselhamento

O aconselhamento é um processo que pode ajudar as pessoas a compreender melhor e a lidar com os seus problemas e a comunicar melhor com aqueles com quem estão emocionalmente envolvidas. Pode melhorar e reforçar a motivação para mudar de comportamento. Pode dar apoio em alturas de crise. Ajuda as pessoas a enfrentar os seus problemas e a reduzi-los ou resolvê-los.

6. Aumentar a moral

O moral é "a capacidade de um grupo de pessoas (ou de uma equipa) se unir de forma persistente ou consistente". A comunicação vertical e horizontal, interna e externa é o primeiro passo em qualquer tentativa de elevar o moral da equipa de saúde ou de um grupo de pessoas.

7. Desenvolvimento da saúde

A comunicação pode desempenhar um papel poderoso no desenvolvimento da saúde, ajudando a difundir os conhecimentos relativos aos objectivos do desenvolvimento e preparando as pessoas para os papéis que delas se esperam. Mas o seu próprio papel é essencialmente de apoio. A utilização judiciosa dos meios de comunicação pode contribuir para o desenvolvimento da saúde.

8. Organização de saúde

A comunicação é a vida e o sangue de uma organização. Existem duas direcções principais nas quais fluem as comunicações dentro de uma organização. São elas as comunicações verticais e horizontais. A comunicação vertical pode ser descendente ou ascendente. A comunicação horizontal ou cruzada tem lugar geralmente entre iguais a qualquer nível. A comunicação descendente estende-se desde o administrador de topo até aos beneficiários ou empregados, passando pela hierarquia de profissionais e não profissionais. A direção em que a comunicação flui numa organização sugere o grau de liberdade da rede de comunicação interna. A comunicação é uma dimensão importante da organização da saúde. É um meio importante de coordenação intra e inter-setorial.

➢ **<u>BARREIRAS DE COMUNICAÇÃO</u> :**

A educação para a saúde pode muitas vezes falhar devido a barreiras de comunicação entre o educador e a comunidade - estas podem ser:

1. Fisiológico - dificuldades de audição, de expressão

2. Psicológicos - perturbações emocionais, neuroses, níveis de inteligência, dificuldades de linguagem ou de compreensão.

3. Ambiente - ruído, invisibilidade, congestionamento

4. Culturais - analfabetismo, níveis de conhecimento e compreensão, costumes, crenças, religião, atitudes, diferenças de classe económica e social, variações linguísticas, dificuldades culturais entre estrangeiros e nacionais, entre a educação urbana e a população rural.

Mesmo quando os serviços de saúde estão prontamente disponíveis, as barreiras sociais e culturais podem apresentar sérios problemas para a realização de mudanças de comportamento em matéria de saúde. Estes obstáculos devem ser identificados e eliminados[9].

MATERIAL DIDÁCTICO UTILIZADO NA EDUCAÇÃO PARA A SAÚDE :

Os suportes utilizados para transmitir a educação para a saúde são o principal componente do armamentário do processo de educação para a saúde. Para o efeito, é utilizada uma grande variedade de suportes. Podem ser classificados basicamente em três categorias

1) Ajudas auditivas

2) Auxílios visuais e

3) Uma combinação de ajudas audiovisuais.

1. AUDITORIA SIDA:

Os aparelhos auditivos baseiam-se nos princípios do som, da eletricidade e do magnetismo. O mundo moderno utiliza diferentes tipos de meios auxiliares de áudio. Os meios auxiliares de áudio mais utilizados na educação para a saúde são

- Megafones
- Sistemas de comunicação com o público ou microfones
- Discos de gramofone e discos
- Gravadores de fita
- Rádios
- Amplificadores de som

Todos os auxiliares auditivos acima referidos são úteis para reproduzir qualquer tipo de palavras pronunciadas e ajudam também a repeti-las.

2. SIDA VISUAL:

Os recursos visuais baseiam-se nos princípios da projeção. A visualização ajuda os indivíduos

para compreender melhor. Os recursos visuais podem ser classificados em,

a) Ajudas previstas:

Trata-se de ajudas visuais que necessitam de projeção de uma fonte para um

ecrã. Os vários auxílios projectados incluem,

- Filmes ou cinemas

- Tiras de filme

- Deslizamentos

- Projectores suspensos

- Transparências

- Bioscópios

- Cassetes de vídeo

- Filmes mudos

VANTAGENS :

- Situações da vida real podem ser representadas em filmes

- O processo completo é auto-explicativo

- Cria um interesse especial entre o público para ver um filme

- Os efeitos situacionais podem ser mostrados num filme, o que deixará uma impressão duradoura na mente do espetador

b) Ajudas não projectadas:

Trata-se de auxílios visuais que não requerem qualquer projeção. Os auxílios normalmente utilizados sem projeção são,

- Quadro negro

- Imagens, desenhos animados, fotografias,

- Gráficos, cartazes

- Flipcharts, flashcards

- Quadros de flanela

- Materiais impressos como folhetos, panfletos, pastas, livretos e brochuras

- Modelos, espécimes.

c) Combinação de meios audiovisuais:

Estes são os meios de comunicação modernos disponíveis. A vantagem deste tipo de meios é que o som e a imagem podem ser combinados para criar uma melhor apresentação. Estes incluem:

- Televisores

- Combinações de fitas e slides

- Leitores e gravadores de cassetes vídeo

- Filmes ou cinemas

- Computadores multimédia

Estes incluem também os meios de comunicação tradicionais, tais como, danças folclóricas, canções populares, espectáculos de marionetas, dramas.

> **PONTOS A TER EM CONTA QUANDO SE UTILIZAM MATERIAIS DIDÁCTICOS NA EDUCAÇÃO PARA A SAÚDE:**

> Devem ser considerados apenas como instrumentos pedagógicos. O produto final não é o resultado das ferramentas, mas depende do professor, das suas competências técnicas e dos elementos do processo de aprendizagem.

> A seleção e a utilização de material audiovisual devem ser orientadas pelos objectivos do programa.

> Devem ser adequados aos grupos a que se destinam.

> Os materiais didácticos serão mais eficazes se forem utilizados num ambiente adequado, com boa iluminação, ventilação, temperatura e assentos confortáveis.[12]

MÉTODOS DE EDUCAÇÃO PARA A SAÚDE :

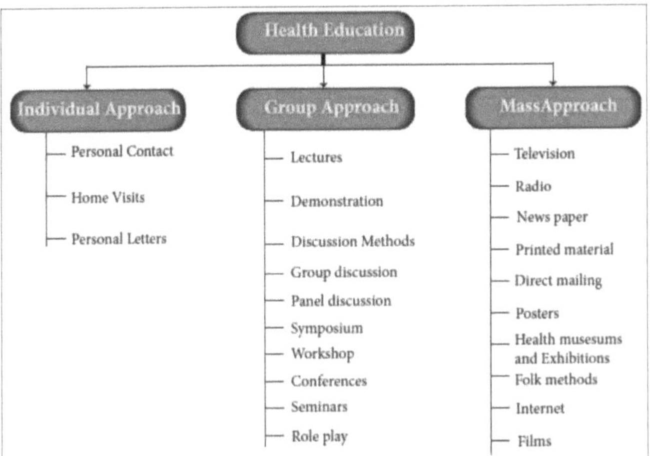

FIG. 5 : MÉTODOS DE EDUCAÇÃO PARA A SAÚDE

Estes podem ser divididos em três grupos.

A. **Educação para a saúde para uma abordagem individual** *(supervisão individual)***:**

- Trata-se de um método de abordagem direta, através de entrevistas pessoais. Tem um efeito duradouro porque permite uma comunicação bidirecional.

- Quando um indivíduo se dirige a um consultório dentário ou a um centro de saúde por motivo de doença, deve aproveitar-se a oportunidade para o informar sobre assuntos de interesse, como a causa e a natureza da sua doença, a sua prevenção, a dieta benéfica, a higiene oral, etc. Esta abordagem também pode ser utilizada pelo pessoal de saúde pública, uma vez que este visitará as casas e poderá interagir com o indivíduo e as suas famílias.

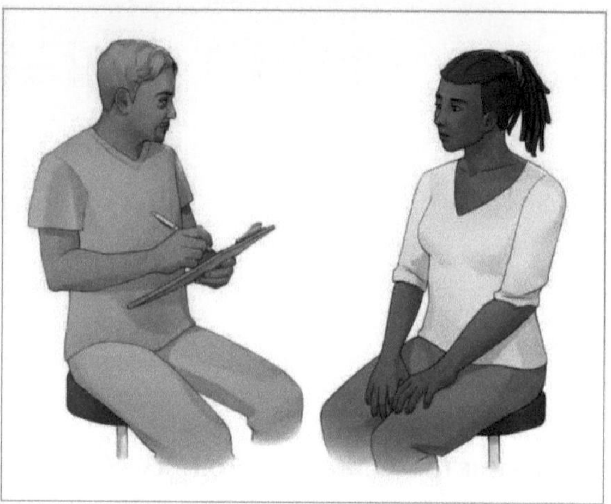

FIG. 6: ABORDAGEM INDIVIDUAL

- **Vantagens:**

  o Pode ser efectuado na sala de consulta de um dentista (comunicação bidirecional)

  o É possível discutir, argumentar e persuadir um indivíduo a mudar o seu comportamento

  o Há oportunidade para o indivíduo fazer perguntas e esclarecer dúvidas.

- **Desvantagens:**

  o Apenas um pequeno número pode beneficiar

  o A educação sanitária é dada apenas às pessoas que entram em contacto
  com o cirurgião-dentista ou com o pessoal de saúde pública.

B. Educação para a saúde na abordagem de grupo :

I é um método eficaz de educar massas ou grupos como crianças em idade escolar, trabalhadores industriais, etc. O meio adequado deve ser selecionado com base no grupo visado.

Os diferentes métodos de ensino em grupo são:

A. Palestras:

- Uma palestra é definida como "uma apresentação oral cuidadosamente preparada de factos, pensamentos organizados e ideias por uma pessoa qualificada". O giz confere a componente visual.

- Trata-se de uma apresentação oral. É uma comunicação unidirecional. Deve basear-se nas necessidades do grupo e deve estar diretamente relacionada com os interesses das pessoas. O tema não deve abordar mais de 5 a 6 pontos e deve ser de curta duração.

- As aulas podem ser tornadas mais eficazes e interessantes através da utilização de meios audiovisuais como modelos, gráficos, flanelógrafo [um pedaço de flanela áspera fixada numa tábua de madeira para mostrar imagens, gráficos, etc.], cartões de memória que são uma série de cartões com uma ilustração

relacionada

para o tema.

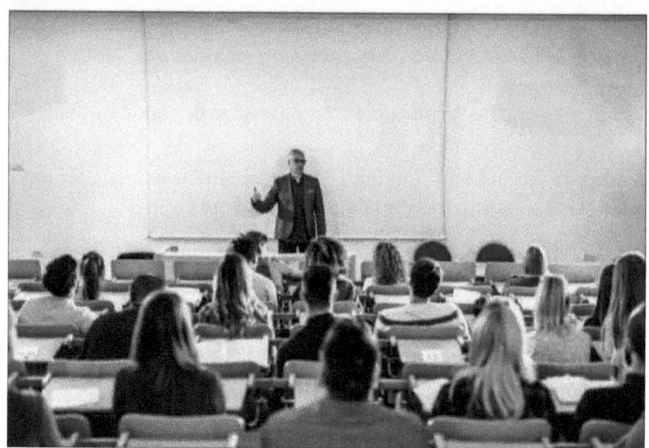
FIG. 7: PALESTRAS

- As caraterísticas de uma palestra são:

- Deve ter uma declaração de abertura que indique o tema da palestra

- O grupo não deve ter mais de 30 pessoas

- A duração do discurso não deve exceder 15 a 20 minutos

- Deve basear-se num tema de interesse atual.

- A sua eficácia depende da capacidade do orador para escrever e desenhar
  de forma legível

- **Desvantagem:** Comunicação num só sentido. A aprendizagem é passiva.

B. Simpósio:

- É dirigido por um presidente.

- Trata-se de uma série de discursos, proferidos por especialistas.

- Cada pessoa apresenta brevemente um aspeto do tema.

- No final, o público pode fazer perguntas.

- Não há debate entre os oradores.

- O presidente faz um resumo no final da sessão.

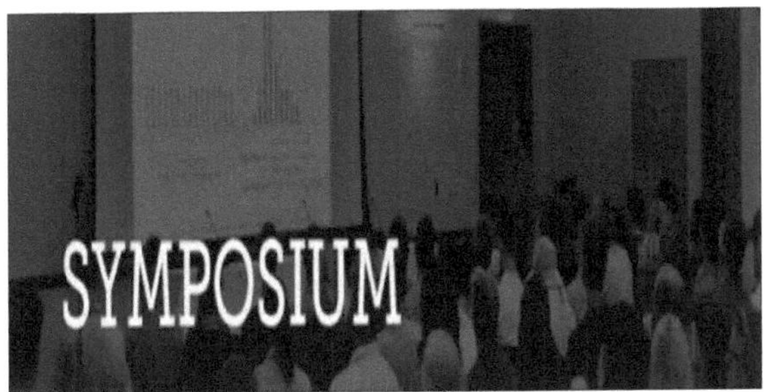

FIG. 8: SIMPÓSIO

C. Discussões em grupo:

Trata-se de uma comunicação bidirecional, em que os participantes aprendem expressando e trocando livremente os seus pontos de vista, experiências e conhecimentos. Há um líder de grupo que inicia o debate e assegura que todos participam ativamente de uma forma saudável. Aqui, espera-se que os membros

- Ouvir a ideia da outra pessoa

- Exprimir ideias de forma clara e concisa

- Sugerir matéria relevante

- Aceitar as críticas com elegância

- Ajudar a chegar a uma conclusão.

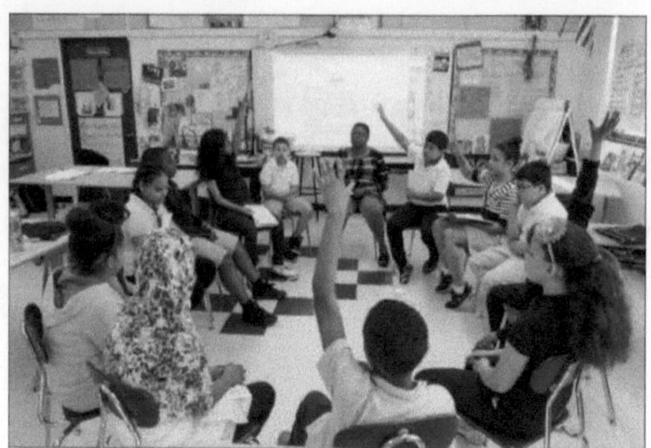

FIG. 9: DISCUSSÃO EM GRUPO

A discussão em grupo demonstrou ser um método muito eficaz para provocar uma mudança de comportamento. Quando um grupo decide coletivamente aceitar uma ideia, os membros individuais são encorajados a aceitar a mesma ideia. O grupo deve ser constituído por 6 a 20 membros. Devem ter um problema comum e uma preocupação semelhante.

Desvantagem:

Pode haver uma participação desigual Alguns membros podem ser tímidos e outros podem ser dominadores.

D. Painel de discussão:

É constituída por um presidente que abre a reunião e por 4 a 8 oradores especializados no tema a debater. Os oradores discutem o problema perante um grande grupo ou audiência. Depois de os principais aspectos terem sido explorados e discutidos pelos oradores, o público é encorajado a

participar. Os membros debatem entre si e a responsabilidade de garantir o
êxito da reunião cabe ao presidente, que mantém o debate em curso.

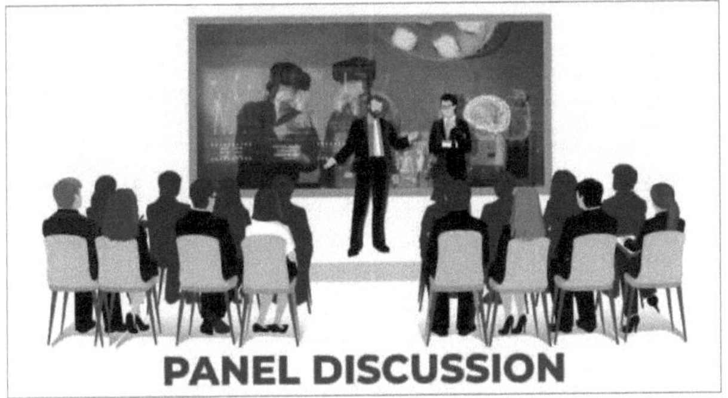

FIG. 10: PAINEL DE DISCUSSÃO

E. *Workshop:*

Consiste em pequenos grupos em que cada grupo tem um presidente e
um registador, que regista o processo. Cada grupo, com a ajuda de consultores
e pessoal de recursos, efectua uma série de reuniões. Os peritos debatem
questões específicas, com ênfase no trabalho individual, no seio do grupo.
Neste caso, cada participante tem a oportunidade de melhorar o seu trabalho
sob a orientação de um perito. Normalmente, dura alguns dias e os
participantes saem com um plano de ação sobre o problema.

Os indivíduos trabalham, resolvem uma parte do problema,
contribuem para a discussão em grupo e saem da oficina com um plano de
ação para o problema.

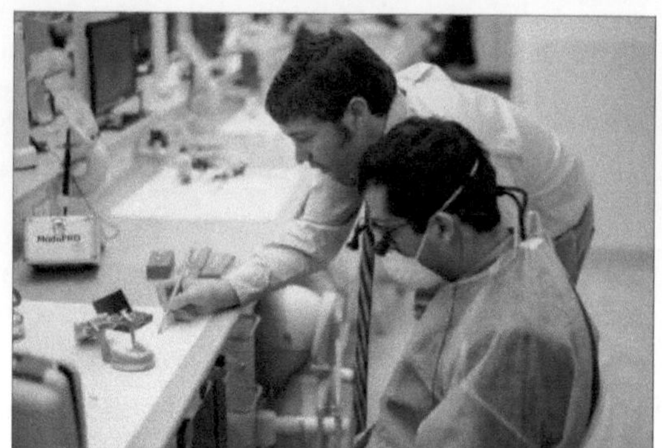

FIG. 11: OFICINA

B. *Demonstração:*

Trata-se de uma apresentação prática da execução de uma tarefa, por exemplo, mostrar a técnica de escovagem e de utilização do fio dental. É mais eficaz do que o discurso e o texto escrito, uma vez que a demonstração prática deixa uma impressão duradoura na mente do grupo-alvo.

O procedimento é efectuado passo a passo em frente de uma audiência. O método envolve o público na discussão e tem um elevado valor motivacional. A audiência pode então levar a cabo

realizar o procedimento com a ajuda de um especialista.

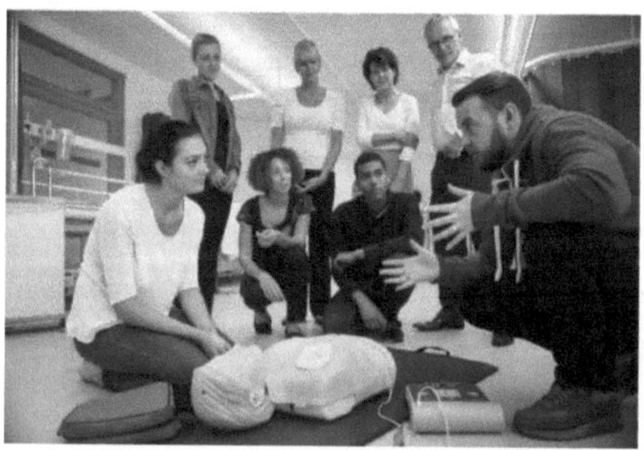

FIG. 12: DEMONSTRAÇÃO

C. Jogo de papéis:

É também designado por sociodrama, uma vez que a situação ou a mensagem a transmitir é representada por um grupo sob a forma de drama. O público presta ativamente atenção e pode ser incluído na dramatização. Trata-se de um bom instrumento pedagógico no ensino escolar.

O tamanho do grupo deve ser de cerca de 25 pessoas. O público deve participar ativamente, sugerindo soluções alternativas e até participando na dramatização. A situação é dramatizada para tornar a comunicação mais eficaz. Segue-se uma discussão sobre o problema. Os espectáculos de marionetas utilizados nas aldeias são um tipo de drama social. Útil para a educação sanitária das crianças.

D. Conferências e seminários:

Esta categoria contém uma grande componente de formação contínua comercializada.

Os programas são geralmente realizados a nível regional, estatal ou nacional. Têm uma duração que varia entre meio dia e uma semana e podem abranger um único tópico em profundidade ou ser amplamente abrangentes. Geralmente, utilizam uma variedade de formatos para auxiliar o processo de aprendizagem, desde a auto-instrução até aos multimédia. Normalmente, têm um tema.

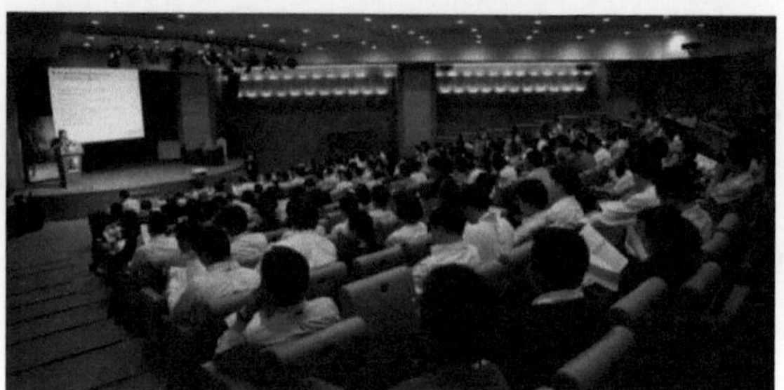

FIG. 13: CONFERÊNCIAS E SEMINÁRIOS

C. Educação para a saúde para uma abordagem de massas :

- A educação para a saúde dirigida a uma grande comunidade ou ao público em geral pode ser efectuada através dos meios de comunicação de massas. A comunicação de massas significa literalmente a comunicação que é feita a uma comunidade em que as pessoas reunidas não pertencem a um grupo específico.

- **Vantagens :** É possível chegar a um grande número de pessoas

  As pessoas de todos os estratos socioeconómicos, independentemente da sua casta, credo e religião, têm acesso à educação sanitária.12

- **Desvantagem:** Comunicação unidirecional

- **Os vários meios de comunicação social utilizados são:**

■ **TELEVISÃO :**

- Cobertura de um grande número de pessoas

- Pode também chegar a pessoas analfabetas

- Pode influenciar eficazmente a opinião pública

- Oferece entretenimento e educação

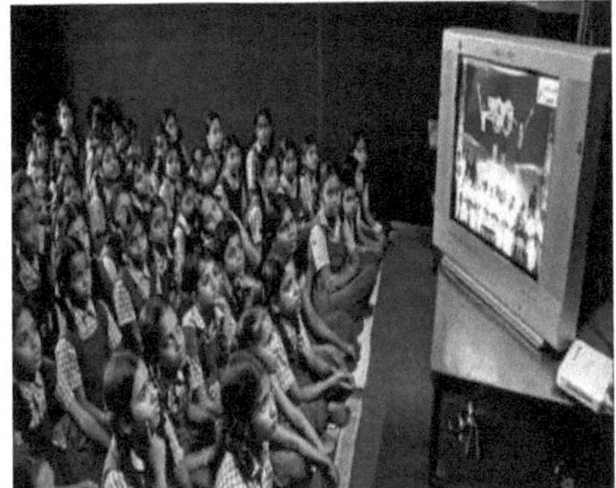

FIG. 14: TELEVISÃO

■ RÁDIO :

- Tem um público mais vasto do que a televisão

- Pode também chegar a pessoas analfabetas

- Meio económico e de fácil acesso

- Deve ter-se o cuidado de selecionar a língua adequada e a duração da conversa.

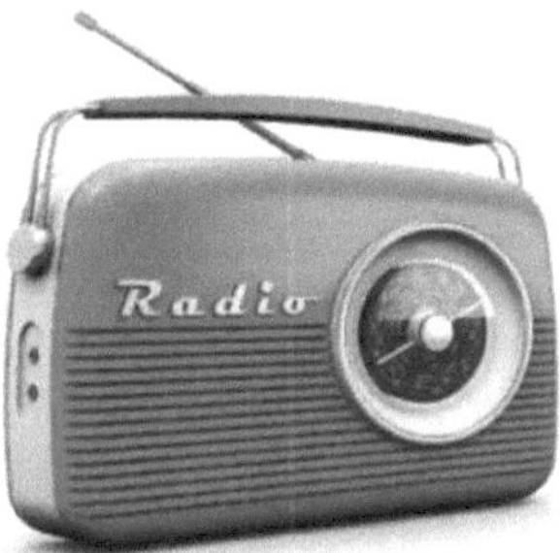

FIG 15: RÁDIO

■ JORNAL S / IMPRENSA :

- Forma de literatura amplamente difundida

- A desvantagem é o baixo número de leitores nas zonas rurais devido ao

101

analfabetismo.

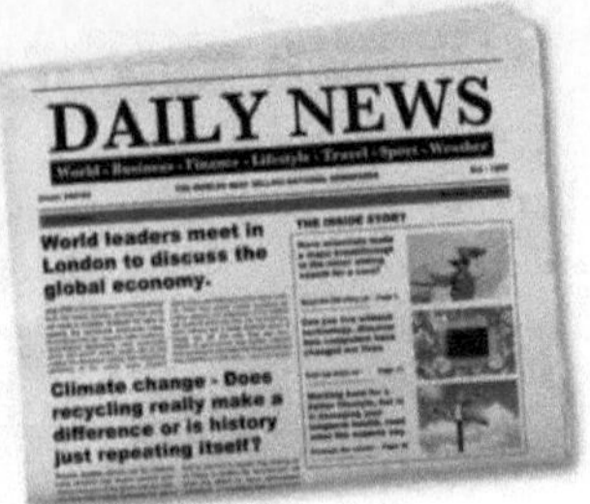

FIG. 16: JORNAL

- FILMES DOCUMENTAIS :

*   Proporcionar realismo e movimento

*   A desvantagem é o custo elevado

- PÔSTERES :

*   Devem chamar a atenção e devem ser artísticos -

*   A mensagem deve ser simples e curta

*   Devem ser colocados em locais frequentados por pessoas, como paragens de autocarro, hospitais

*   Devem ser mudados frequentemente para manter o seu efeito Exposição sanitária

*   Deve ser realizado durante uma feira ou festival

*   A comunicação pessoal é possível.

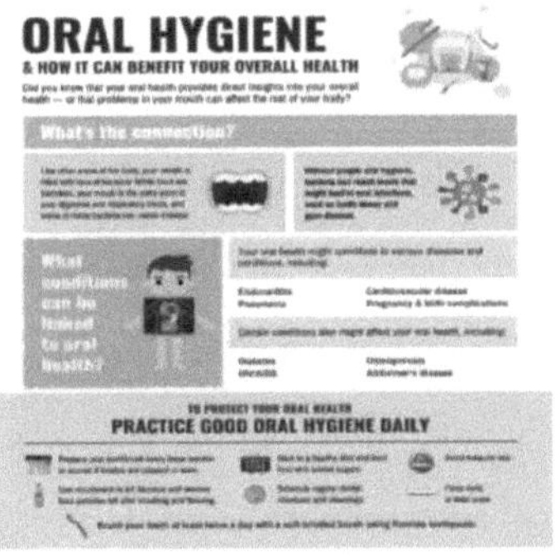

FIG. 17: CARTAZES

- REVISTAS DE SAÚDE :

- O tema deve ser da autoria de um especialista .

- Devem ser redigidos numa linguagem simples e compreensível para o público Folhetos de informação sobre saúde .

- O Ministério da Saúde publica uma série de brochuras e panfletos educativos sobre várias doenças, métodos de prevenção e conselhos aos professores sobre a educação sanitária nas escolas.

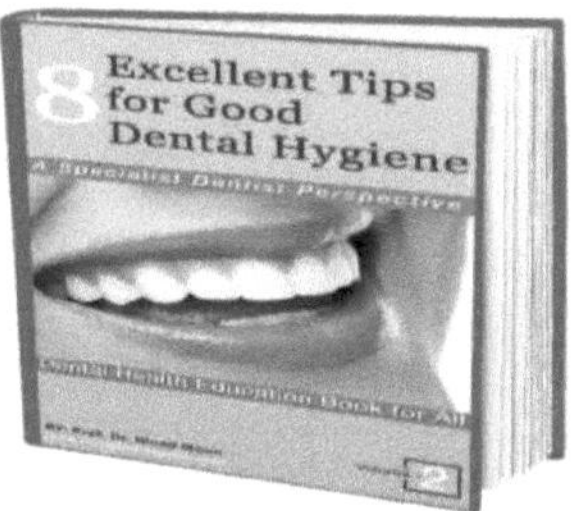

FIG 18 : REVISTAS DE SAÚDE

■ INTERNET :

- Existem vários sítios Internet que fornecem educação sanitária à comunidade.

- Desvantagens:

  - É dispendioso e acessível apenas a algumas elites.

  - Há o risco de serem fornecidas informações enganosas sem qualquer base científica. Por conseguinte, as pessoas devem ser aconselhadas a procurar informações apenas em sítios Web pertencentes a organismos ou associações autorizados.[12]

PROMOÇÃO DA SAÚDE :

A promoção da saúde é "o processo que permite às pessoas aumentar o controlo e melhorar a sua saúde". (Carta de Ottawa para a Promoção da Saúde, Primeira Conferência Internacional sobre Promoção da Saúde, Ottawa, 2 1 de novembro de 1986).

A promoção da saúde abrange não só acções destinadas a reforçar as competências e capacidades dos indivíduos, mas também acções destinadas a alterar as condições sociais, ambientais e económicas, de modo a atenuar o seu impacto na saúde pública e individual. A participação é essencial para sustentar as acções de promoção da saúde.

Os cinco domínios de ação prioritários para a promoção da saúde :

1. Construir uma política pública saudável

A promoção da saúde coloca a saúde na agenda dos decisores políticos em todos os sectores e a todos os níveis, levando-os a tomar consciência das consequências para a saúde das suas decisões e a aceitar as suas responsabilidades em matéria de saúde.

A política legislativa pode ter uma influência muito forte na saúde, criando um ambiente social que protege ou melhora a saúde. A política fiscal é uma parte da promoção da saúde, que procura influenciar o custo dos artigos que influenciam a saúde. A tributação dos produtos não saudáveis pode aumentar o seu custo, tornando-os menos acessíveis

Por exemplo: Atualmente, as opções não saudáveis, como as bebidas gaseificadas, são mais baratas do que as alternativas saudáveis, como as pastas dentárias fluoretadas. Os profissionais de medicina dentária têm de fazer pressão sobre o Governo e envolver-se em , facilitando mudanças nas políticas públicas para reduzir o custo dos produtos saudáveis, de modo a permitir que um grande número de pessoas selecione opções saudáveis.

2. Criar ambientes favoráveis à saúde :

A promoção da saúde gera condições de vida e de trabalho que são seguras, estimulantes, satisfatórias e agradáveis. A proteção dos ambientes naturais e construídos e a conservação dos recursos naturais devem ser abordadas em qualquer estratégia de promoção da saúde. A forma como a sociedade organiza o trabalho deve ajudar a criar uma sociedade saudável. A isto chama-se "mudança organizacional".

O princípio orientador geral para o mundo, nações, regiões e comunidades, é a necessidade de encorajar a manutenção recíproca - cuidarmos uns dos outros, das nossas comunidades e do nosso ambiente natural. A iniciativa da OMS, Programa de Escolas Promotoras de Saúde" apoia este estilo de trabalho. (Ver capítulo Programa de saúde dentária nas escolas)

Por exemplo: criação de zonas sem fumo, serviços de restauração saudáveis.

3. Reforçar a ação comunitária em prol da saúde :

A promoção da saúde funciona através de uma ação comunitária concreta e eficaz na definição de prioridades, na tomada de decisões, no planeamento de estratégias e na sua aplicação para melhorar a saúde.

No centro deste processo está a capacitação das comunidades - a propriedade e o controlo dos seus próprios esforços e destinos. O desenvolvimento comunitário baseia-se nos recursos humanos e materiais existentes na comunidade para reforçar a autoajuda e o apoio social, bem como para desenvolver sistemas flexíveis que reforcem a participação pública e a direção da saúde . Isto requer um acesso total e contínuo à informação, oportunidades de aprendizagem no domínio da saúde, bem como apoio financeiro.

Por exemplo: criação de grupos de autoajuda, onde as pessoas afectadas por problemas específicos de saúde oral partilham as suas experiências e identificam soluções.

4. Desenvolvimento de competências pessoais :

A promoção da saúde apoia o desenvolvimento pessoal e social através da prestação de informações, da educação para a saúde e do reforço das competências para a vida. Ao fazê-lo, aumenta as opções disponíveis para que as pessoas exerçam um maior controlo sobre a sua própria saúde e sobre o seu ambiente e façam escolhas que conduzam à saúde. Os organismos educativos, profissionais, comerciais e voluntários podem ajudar as pessoas a aprender, ao longo da vida, a preparar-se para todas as suas fases e a lidar com doenças e lesões crónicas na escola, em casa, no trabalho e na comunidade.

Por exemplo: aumentar os conhecimentos dos pacientes sobre o papel do açúcar e da placa bacteriana na etiologia das doenças dentárias e desenvolver competências de escovagem dos dentes e promover o autocuidado.

5. Reorientação dos serviços de saúde :

A reorientação dos serviços de saúde exige uma maior atenção à investigação no domínio da saúde, bem como mudanças na educação e formação profissionais. Deve haver uma mudança de atitude e de organização dos serviços de saúde, com o sector da saúde a avançar cada vez mais na direção da promoção da saúde, para além da sua responsabilidade de prestar serviços clínicos e curativos. A tónica deve ser colocada no desenvolvimento de cuidados de saúde oral adequados e de elevada qualidade que dêem maior ênfase aos cuidados preventivos e às formas de apoiar e manter a saúde oral.

Por exemplo: os dentistas podem ser incentivados e recompensados por actividades eficazes de prevenção e investigação. A responsabilidade pela promoção da saúde nos serviços de saúde é partilhada entre indivíduos, grupos comunitários, profissionais de saúde, instituições de serviços de saúde e governos. Estes devem trabalhar em conjunto para criar um sistema de cuidados de saúde que contribua para a prossecução da saúde.

➤ <u>ABORDAGENS DA PROMOÇÃO DA SAÚDE :</u>

1. PREVENTIVA :

Esta abordagem visa a redução dos níveis de doença em que os profissionais de saúde actuam como especialistas e os doentes são receptores passivos de cuidados preventivos. Este é o chamado estilo de trabalho autoritário "de cima para baixo".

Por exemplo: Programa de rastreio para a deteção e prevenção do cancro oral.

Limitações: Não aborda a causa subjacente da doença.

2. MUDANÇA DE COMPORTAMENTO :

Trata-se de uma abordagem orientada por peritos, baseada no pressuposto de que a prestação de informação conduzirá a uma mudança sustentada de comportamento. Esta abordagem visa incentivar os indivíduos a assumirem a responsabilidade pela sua saúde e a adoptarem estilos de vida mais saudáveis. Persuade uma pessoa a mudar numa determinada direção.

3. EDUCAÇÃO :

Esta abordagem utiliza uma série de métodos para ajudar os indivíduos a fazerem escolhas informadas sobre os seus comportamentos relacionados com a saúde. Embora esta abordagem seja em grande parte conduzida pelo perito, não persuade a pessoa a mudar, mas dá-lhe opções que ela pode selecionar por si própria.

4. EMPOWERMENT :

Esta abordagem ajuda as pessoas a identificarem as suas próprias preocupações e prioridades e a desenvolverem a confiança e as competências necessárias para as resolverem. Trata-se de uma "abordagem ascendente" em que o profissional de saúde actua como facilitador. Ele ajuda os indivíduos ou as comunidades a identificar os seus problemas e a procurar soluções adequadas. A capacitação ajuda a reforçar a ação comunitária em prol da saúde.

O desenvolvimento comunitário é uma forma de capacitar os grupos para se empenharem mais ativamente na melhoria da sua saúde e bem-estar.

5. MUDANÇA SOCIAL :

Esta abordagem visa alterar o ambiente físico, social e económico para promover a saúde e o bem-estar. Para o conseguir, são necessárias mudanças na política e apoio político através de lobbies e planeamento de políticas. Cada uma das abordagens tem certos pontos fortes e fracos, pelo que uma combinação de abordagens é a melhor forma de promover a saúde oral.[12]

ETAPAS DO PLANEAMENTO DA EDUCAÇÃO PARA A SAÚDE :

1. Identificar necessidades e prioridades.

2. Definir metas e objectivos.

3. Decidir a melhor forma de atingir os objectivos.

4. Identificar os recursos.

5. Métodos de avaliação dos planos.

6. Definir um plano de ação.

7. Avaliação.

1. Identificar as necessidades e as prioridades :

O problema de saúde pública deve ser identificado para estabelecer os objectivos. As pessoas que necessitam de educação para a saúde oral devem ser identificadas. Deve ser selecionado um grupo específico, para garantir que a atividade de educação para a saúde é adaptada às suas necessidades específicas. No planeamento de uma educação para a saúde eficaz, devem ser tidas em consideração tanto as necessidades definidas profissionalmente como as preocupações do grupo-alvo (necessidades sentidas e expressas).

2. Definir metas e objectivos :

Com base nas necessidades avaliadas do grupo, pode ser definido um objetivo, especificando a mudança desejada que está planeada. Um objetivo neste exemplo de saúde oral poderia ser melhorar e manter a saúde periodontal através de métodos mais eficazes de controlo da placa bacteriana.

Os objectivos indicam o resultado da ação educativa. Eles especificam em pormenor as etapas necessárias para atingir o objetivo fixado. Há três tipos de objectivos educativos: cognitivos (níveis de conhecimento), afectivos (atitudes e crenças) e de competências (aquisição de novos comportamentos e competências).

Como guia para definir objectivos úteis, o acrónimo **SMART** pode ser útil.

A focalização **específica** e a precisão são essenciais na definição de objectivos.

Mensuráveis: Os objectivos devem ser facilmente avaliados para medir os progressos.

Adequado: As necessidades do indivíduo ou do grupo populacional devem ser o foco central dos objectivos de qualquer intervenção.

Realistas: Objectivos alcançáveis, mas desafiantes, ajudam a motivar as pessoas envolvidas na obtenção dos resultados desejados.

Relacionado com o tempo: É essencial que seja especificado um calendário para avaliar as alterações alcançadas.

3. **Decidir a melhor forma de atingir os objectivos :**

Uma vez formuladas as metas e os objectivos desejados, deve ser decidida a melhor forma de os alcançar. Nesta fase, o conteúdo e o método de ensino devem ser evidentes.

4. Identificar recursos :

Devem ser identificados os recursos necessários e disponíveis para implementar o programa. Na educação para a saúde, os recursos podem incluir os conhecimentos e as competências existentes das pessoas, bem como material como folhetos ou auxiliares de higiene oral.

5. Métodos de avaliação do plano :

Uma avaliação completa de qualquer programa de educação para a saúde é um elemento muito importante. A avaliação destina-se a determinar se os objectivos e metas estabelecidos foram alcançados. Para tal, devem ser selecionadas medidas de avaliação adequadas.

6. Definir um plano de ação :

A ação planeada para o programa deve ser iniciada.

7. Avaliação :

A informação de avaliação pode ser recolhida durante e no final do programa para avaliar o impacto do programa.[3]

Todo o trabalho de educação para a saúde requer uma avaliação contínua para medir a eficácia das actividades de educação para a saúde na consecução dos objectivos declarados e para avaliar a importância, no desempenho do programa, de variáveis como o conhecimento, as atitudes, a mudança de comportamento e a satisfação do consumidor.

QUESTÕES-CHAVE NO ENSINO DA SAÚDE DENTÁRIA:

Algumas destas questões aqui mencionadas dão ao leitor uma ideia geral do tipo de problemas que o futuro ensino da saúde dentária deve abordar.

1) FLUORETAÇÃO DA ÁGUA:

O método mais eficaz em termos de custos para fornecer proteção contra a cárie dentária à comunidade é a fluoretação da água da comunidade. São necessários esforços de educação para a saúde dentária para continuar a informar os residentes da comunidade e os legisladores sobre os efeitos benéficos da fluoretação.

2) COMPORTAMENTOS DE AUTOCUIDADO ORAL

3) RASTREIO ORAL E FACTORES DE RISCO PARA CANCROS ORAIS.

A incidência e a taxa de mortalidade resultantes dos cancros da orofaringe e da cavidade oral estão a aumentar a um ritmo cada vez mais rápido. É necessário efetuar um rastreio de rotina do cancro oral em cada consulta dentária.

Os cancros orais são mais comuns do que a leucemia, o melanoma e os cancros do cérebro, do rim e do estômago. Os locais possíveis incluem a língua, os lábios, o pavimento da boca, o palato mole e as glândulas salivares. Os factores de risco incluem o consumo de produtos do tabaco, álcool, exposição ao sol, factores alimentares e exposição a agentes cancerígenos no local de trabalho.

Os esforços de educação para a saúde dentária desenvolvidos por dentistas, outros profissionais de saúde de todos os tipos, professores de sala de aula e educadores de saúde comunitários podem ajudar a diminuir estas tendências, salientando a forma como o tabaco causa doenças orais e muitos problemas de saúde física.

4) <u>CÁRIE DENTÁRIA DO BEBÉ - BIBERÃO</u>:

Os esforços de educação para a saúde dentária devem ser dirigidos a um vasto leque da população, médicos de pediatria e de família, enfermeiros de pediatria, enfermeiros, assistentes médicos, pais e prestadores de cuidados, de modo a que se possa comunicar eficazmente uma compreensão alargada das causas, efeitos e métodos de prevenção desta doença devastadora.

5) <u>EFEITOS DA ANOREXIA NERVOSA E DA BULIMIA NA SAÚDE ORAL</u>:

Os profissionais de saúde devem estar atentos às manifestações orais, de modo a poderem encaminhar adequadamente os doentes para tratamento dentário. São as perturbações psicológicas graves que podem levar à morte por complicações físicas ou suicídio.

Os profissionais de medicina dentária podem desempenhar um papel importante na identificação de doentes com perturbações alimentares com base em sintomas orais específicos (erosão do esmalte, cáries, doença periodontal, alterações da mucosa oral) e na prestação de tratamento adequado num ambiente de apoio, informação e encaminhamento para ajuda psicológica e médica e acompanhamento, o que pode salvar uma vida.

6) <u>EFEITOS DO VIH/SIDA NA SAÚDE ORAL:</u>

Os efeitos orais do VIH e da SIDA têm de ser reconhecidos e abordados pelos profissionais de saúde. Os educadores em saúde dentária devem desempenhar um papel na comunicação de informações sobre os efeitos da doença na saúde oral. O diagnóstico inicial de SIDA ou VIH pode ser feito com base em lesões orais e sintomas.

7) <u>QUESTÕES CULTURAIS INERENTES AO ENSINO DA SAÚDE DENTÁRIA:</u>

Uma vez que a educação para a saúde dentária deve ter lugar num contexto cultural, a sensibilidade a essas questões culturais pode aumentar a eficácia desses esforços. Autocuidado oral

As práticas, atitudes e conhecimentos variam consoante os grupos culturais e é importante compreender estas diferenças antes de se conceberem intervenções educativas.

Kiyak sugeriu que pode haver vários factores gerais que podem afetar as práticas de cuidados de saúde em grupo de um doente, incluindo valores culturais, o estatuto socioeconómico de um determinado grupo étnico, diferenças linguísticas, interpretações erradas de sinais verbais e comportamentais nos encontros de cuidados de saúde e as experiências médicas anteriores de um determinado grupo étnico.

8) <u>EDUCAÇÃO EM SAÚDE DENTÁRIA PARA ADULTOS MAIS VELHOS:</u>

A importância dos comportamentos preventivos de autocuidado oral pode aumentar numa idade mais avançada, com o aparecimento de co-morbilidades relacionadas com a idade ou de complicações relacionadas com o uso de medicamentos, por exemplo, a xerostomia. Assim, a promoção de comportamentos de autocuidado oral e a garantia do seu desempenho por parte dos idosos são questões fundamentais que devem ser abordadas pela educação para a saúde dentária.

9) EDUCAÇÃO EM SAÚDE DENTÁRIA PARA A POPULAÇÃO COM NECESSIDADES ESPECIAIS:

Uma abordagem abrangente e contínua da educação por parte da equipa envolve os pacientes e as suas famílias. Para melhorar a saúde oral das pessoas com deficiência, são necessários profissionais de saúde, pessoal de cuidados diretos administradores e dentistas.

10) IDENTIFICAÇÃO E ENCAMINHAMENTO DE CASOS DE VIOLÊNCIA DOMÉSTICA:

A violência doméstica foi designada como uma "epidemia horrível" e declarada uma "emergência pública" que ocorre com mais frequência do que qualquer outro crime. A violência doméstica é definida como "a sujeição repetida de uma mulher a um comportamento físico, social e psicológico forçado, com o objetivo de a coagir, sem respeito pelos seus direitos".

Os prestadores de cuidados de saúde oral devem familiarizar-se com os sinais físicos de violência doméstica, uma vez que 68% das lesões de mulheres agredidas envolvem a face, 45% os olhos e 12% o pescoço. Os profissionais de medicina dentária têm o dever ético de saber o que os pacientes podem exibir como evidência de violência doméstica ou agressão sexual. Também é importante estar ciente das possibilidades de abuso de crianças ou idosos.

AVANÇOS E DESAFIOS NA SAÚDE DENTÁRIA EDUCAÇÃO:

A educação dentária chegou a uma encruzilhada. Durante os últimos 150 anos, evoluiu de um prelúdio de aprendizagem para um programa abrangente de formação profissional. Com o avanço da ciência, da tecnologia e dos programas de saúde pública, registou-se uma grande redução das cáries e da perda de dentes.

DESAFIOS :

A maioria dos programas não conseguiu atingir os seus objectivos devido à falta de atenção resultante, sobretudo, da relação inadequada e insuficiente entre o doente e o profissional de saúde na sua vertente educativa.

Vários estudos demonstram que os aspectos socioeconómicos e culturais podem influenciar os hábitos de higiene oral. O maior risco de doenças orais e o menor estatuto socioeconómico foram bem explicados pela falta de informação e conhecimento sobre comportamentos de saúde oral e pelo acesso limitado a cuidados de saúde dentária. O grau de associação entre uma série de factores de risco sociais, económicos e comportamentais e os dados de prevalência de condições orais adversas foi determinado em vários estudos. Estas associações devem ser interpretadas com cautela, uma vez que sugerem a necessidade de as ter em consideração ao desenvolver políticas de saúde oral que promovam a saúde. Vários estudos confirmaram que a classe social baixa tinha aumentado o risco de desenvolver níveis elevados de cárie dentária.

O baixo nível de escolaridade dos pais e a sua situação profissional (empregado/desempregado) também desempenharam um papel importante no estado de saúde oral da criança/adolescente.

"Os planos de saúde estão a ultrapassar a sua base historicamente pequena. No entanto, como mais de metade da população não tem seguro de saúde dentária, em comparação com menos de um quinto que não tem seguro de saúde, o impacto da reestruturação dos cuidados de saúde tem sido, até agora, relativamente limitado para muitos profissionais e pacientes.

Apesar de apenas cerca de 6% de todas as despesas com serviços de saúde pessoais corresponderem a serviços dentários, a maioria destas despesas não é coberta por seguros. A fraca vontade política, a menor sensibilização dos doentes e os factores económicos restringem a nobre ideia de integrar os cuidados de saúde oral nos cuidados de saúde gerais.

O ensino da medicina dentária enfrenta graves problemas financeiros que, em muitos aspectos, limitam a sua capacidade de responder às mudanças acima identificadas.

CONCEITOS EM MUTAÇÃO :

Os avanços científicos e tecnológicos estão a reforçar os aspectos médicos da prática dentária, uma vez que as intervenções preventivas, de diagnóstico e farmacológicas novas ou melhoradas desafiam o ensino dentário orientado para os procedimentos.

Atualmente, existem 301 faculdades de medicina dentária na Índia e, em média, cerca de 25 000 estudantes licenciados e 4 500 estudantes pós-graduados saem todos os anos de várias faculdades de medicina dentária do país. Esta é uma indicação positiva da disponibilidade de mão de obra no sector dentário.

As unidades dentárias móveis são colocadas à disposição dos centros de saúde primários (PHC) para prestar serviços dentários em zonas remotas e montanhosas do país, uma vez que o regime Pradhan Mantri Gram Sadak Yojana procura eliminar os obstáculos ao transporte para aldeias remotas.

Os programas escolares de educação para a saúde dentária produziram resultados positivos que são evidentes em diferentes estudos. Diferentes estudos têm impactos diferentes, o que pode ser atribuído a diferentes populações estudadas e a diferentes métodos de apresentação da educação para a saúde dentária, bem como a outros factores ambientais, tais como barreiras de comunicação, eficiência dos educadores, etc. Estes factores podem ter um efeito modificador na eficácia da intervenção educativa.

Evolução das políticas: O princípio da "Política Nacional de Saúde Oral" foi aceite pelo Ministério da Saúde e do Bem-Estar Familiar, Governo da Índia, no ano de 1995, com o plano de alargar a saúde oral mínima a toda a população indiana.

Financiamento e reembolso: Os sistemas de cuidados de saúde oral existem em sociedades com diferentes sistemas sociais e económicos que influenciam a estrutura e o processo dos cuidados.

O pagamento direto dos serviços privados é o principal mecanismo de pagamento na Índia. O sistema de financiamento e reembolso influencia as outras partes do sistema de cuidados de saúde oral . No planeamento estratégico para o financiamento da organização dentária, a crescente sensibilização para a saúde oral como parte da saúde geral tem sido altamente reflectida. As provas sugerem que os seguros dentários, o número de dentistas, o aumento do número de pessoas com dentes e o rendimento têm impactos positivos nas despesas dentárias e, quando há restrições em qualquer uma destas condições, há uma redução das despesas dentárias.

Cenário indiano para as finanças dentárias (Ministério da Saúde e do Bem-Estar Familiar:

Governo da Índia, 2005, Plano de seguro dentário autónomo: Os problemas dentários, como a periodontite e a extração de dentes permanentes devido a doenças, como a cárie, cobrem as despesas necessárias para o efeito. O montante a reembolsar pelas despesas, bem como o período de cobertura, são fixados previamente. O tipo de sistema de prestação de cuidados de saúde oral que se adequa ao nosso país é a próxima questão que preocupa no que respeita à aplicação da política.

Para melhorar a qualidade de vida da população, devem ser feitas tentativas através da investigação, da educação, da prestação de serviços e da promoção de políticas saudáveis. De forma concisa, os sistemas de cuidados de saúde oral incluem :

- Políticas de saúde que promovem a saúde oral

- Recursos, incluindo pessoal e instalações gerais

- Estratégias que organizam esses recursos para fornecer os serviços necessários.

É importante adquirir conhecimento de sistemas que atuam internacionalmente , pois isso melhora o sistema no país. No final, pode-se concluir dizendo que é o compromisso do governo e dos órgãos reguladores da saúde bucal no país que abrirá caminho para a implementação da Política Nacional de Saúde Bucal, iluminando assim as oportunidades de emprego para os dentistas em formação, além de trazer sorrisos para milhões de indianos.[14]

REVISÃO DA LITERATURA:

O estudo foi realizado para avaliar o programa de educação para a saúde dentária Albana smile keeper para determinar se a formação de professores para o ensino da medicina dentária preventiva melhorava a higiene oral e o conhecimento da saúde dentária das crianças do ensino básico. 475 alunos da Escola Primária da Base da Força Aérea de Maxwell, do 1º ao 6º ano, foram testados através de uma série de exames escritos e de resultados do índice de placa bacteriana antes e depois do programa educativo. Os níveis de placa bacteriana foram significativamente reduzidos imediatamente após a instrução e os resultados dos testes de retenção foram significativamente mais baixos quatro meses depois do que os resultados dos testes anteriores à instrução. Os exames escritos provaram que o conhecimento aumentou imediatamente após a instrução e as pontuações do teste de retenção foram significativamente melhores do que as pontuações do teste pré-instrução. No entanto, as reduções totais são temporárias, uma vez que as pontuações tendem a aumentar ligeiramente, a menos que os alunos sejam continuamente reforçados com um programa de higiene oral.[15]

Este estudo realizou três inquéritos entre 1973 e 1981 para medir as atitudes e conhecimentos dos professores sobre saúde oral e a sua própria participação em programas escolares. Os questionários foram enviados a professores cujas escolas estavam incluídas em grandes programas de prevenção da cárie dentária e a professores cujas escolas não estavam incluídas nesses programas. Os resultados mostraram que :

• Os professores mostraram-se bastante dispostos a ensinar tópicos de saúde oral e a assumir um vasto leque de responsabilidades pedagógicas, mas não administrativas.

• A aceitação destas responsabilidades por parte dos professores parece ter diminuído durante os inquéritos, possivelmente em função das dificuldades orçamentais das escolas, o que indica a necessidade de incentivo e reforço positivo. No entanto, a sua aceitação das responsabilidades não foi afetada pela sua participação em programas de prevenção.

• O professor da escola tinha uma desinformação básica sobre os objectivos da higiene oral pessoal e sobre a eficácia relativa de medidas como a higiene oral e o consumo de água fluoretada na prevenção da cárie dentária.

• O conhecimento preventivo dos professores não foi afetado nem pela passagem do tempo nem pela participação em programas de prevenção escolar.[16]

Foi efectuado um estudo para avaliar o impacto de um programa de educação para a saúde dentária baseado na escola sobre as famílias dos adolescentes que recebem o programa. Foram realizadas entrevistas com 73 pais selecionados aleatoriamente. Um grupo tinha um filho que tinha recebido recentemente o programa e o outro não. 22 pais do grupo de estudo relataram ter recebido novas informações dentárias na família, em comparação com 4 no grupo de controlo. Em 80% destes casos de mudança ou de nova informação no grupo de estudo, a fonte foi um adolescente que tinha recebido recentemente educação sobre saúde dentária.[17]

Foi realizado um outro estudo para comparar a educação para a saúde
dentária dirigida a mães de crianças de 5 anos de idade numa fase inicial da vida
da criança. A DHE foi dada a um grupo durante as visitas domiciliárias e a um
segundo grupo através de folhetos enviados por correio. Foram feitas
comparações com um terceiro grupo de crianças cujas mães tinham sido
selecionadas aleatoriamente para formar um grupo de controlo. 69% das
crianças cujas mães receberam conselhos em casa estavam livres de cáries, em
comparação com 58% das crianças do grupo de controlo.[18]

Outro estudo referiu-se aos princípios de aconselhamento. O paciente
muitas vezes não consegue progredir no seu comportamento de dentista
preventivo, pelo que terá mais sucesso se o dentista utilizar uma abordagem de
aconselhamento baseada nos princípios teóricos básicos do aconselhamento
psicológico. As teorias de aconselhamento humanista e comportamental são
adaptáveis ao ambiente dentário.

Uma abordagem modelada nas fases de exploração, compreensão e ação do
aconselhamento é praticável para o dentista clínico.[19]

Este estudo examinou 310 crianças de 3 escolas antes e depois de um
programa de promoção da saúde dentária dirigido a uma das escolas. Os pais
dos sujeitos da escola experimental foram visitados em casa por um agente de
saúde comunitário que forneceu informação individualizada sobre serviços
dentários e estratégias preventivas. Os pais do grupo de controlo receberam
informação semelhante através de documentação escrita geral e distribuída
como parte do sistema tradicional de levar a escola para casa. A hipótese

experimental propunha que, no reexame, os indivíduos da escola experimental mostrariam uma melhoria mensurável no incremento de cáries e um índice de placa reduzido em relação aos indivíduos das escolas de controlo.[20]

Foi efectuado um estudo para avaliar o efeito de 2 programas diferentes de educação para a saúde dentária na saúde gengival das crianças em idade escolar e identificar os subgrupos mais bem atingidos com estes programas. O programa tradicional era o mesmo que a Semana da Saúde Dentária (SSD), que se repete anualmente, e incluía um pacote informativo apresentado aos professores. O programa abrangente foi um complemento ao pacote DHW, baseado nos princípios da teoria e investigação da aprendizagem social. Foram utilizados dados de 15 escolas de 5 municípios, abrangendo 1167 alunos. 1/3 das crianças constituíram um grupo de referência. Cada sujeito foi examinado clinicamente 3 semanas antes e 3 semanas depois da intervenção e classificado utilizando o índice de papilas não sangrantes (NBP). Um questionário foi preenchido por cada um dos 15 anos de idade na altura do segundo exame, o aumento global das pontuações do índice NBP foi de 38,9% para 43,1% no programa tradicional e de 45,4% para 52,1% no programa abrangente. O efeito mais forte do programa abrangente foi encontrado entre as crianças em idade escolar com uma saúde gengival inicial fraca. Estes resultados apoiam a teoria da participação ativa, visualização e envolvimento dos pais.[21]

Outro estudo descreveu a utilização do teatro como estratégia para a educação dentária escolar. Uma peça de teatro com mensagens relacionadas com a doença dentária e a sua prevenção foi encenada pelo pessoal dentário da escola para crianças do ensino primário de nível médio. O feedback do pessoal da escola indicou que o espetáculo foi bem recebido e compreendido pela maioria dos alunos. O pessoal dentário da escola verificou que a sensibilização dos seus pacientes para as doenças dentárias e a sua prevenção era, em geral, mais positiva após a peça. Verificou-se, assim, que o teatro é um meio útil para a educação dos jovens em matéria de saúde dentária.[22]

Este estudo foi realizado para avaliar a informação sobre saúde oral fornecida pelos meios de comunicação social espanhóis. Num estudo quantitativo, foram selecionados três meios de comunicação social: imprensa, rádio e televisão. Os meios de comunicação social estudados dedicaram uma percentagem muito reduzida do seu espaço/tempo à informação sobre saúde, com uma clara predominância de outros temas, como a publicidade, a política e o desporto. Num estudo qualitativo, toda a informação disponível relacionada de alguma forma com a saúde oral foi selecionada a partir de um inquérito a um jornal. Verificou-se que a cárie era o tema mais frequentemente abordado do que a doença periodontal. [23]

Outro estudo avaliou o efeito sobre o conhecimento e o comportamento em matéria de saúde dentária de um programa preventivo abrangente e de um menos abrangente, num estudo de acompanhamento de 3 anos. O programa abrangente incluía a participação ativa dos alunos e o envolvimento dos pais. Um grupo de referência de outra escola de estatuto socioeconómico semelhante foi incluído na análise. Os dados foram recolhidos a partir de questionários preenchidos pelas crianças sob vigilância após a conclusão do programa. As crianças inscritas no programa abrangente tiveram, em geral, uma pontuação mais elevada em termos de conhecimentos dentários do que as do programa menos abrangente, mas os seus conhecimentos eram superiores aos das crianças de controlo ou de referência.[24]

Este estudo avaliou a educação para a saúde oral nos centros de saúde finlandeses. A educação para a saúde oral (EOA) ministrada nos centros de saúde finlandeses é maioritariamente implementada por assistentes dentários e higienistas. No entanto, não existe informação exacta sobre a distribuição do trabalho de EOA e os métodos de trabalho entre os educadores de saúde individuais. Os objectivos deste estudo foram avaliar: 1) O tempo utilizado para a EOE pelos profissionais de medicina dentária que têm a maior parte da responsabilidade pela EOE nos centros de saúde e avaliar. 2) A colaboração entre os educadores de saúde bucal e os pais das crianças em idade escolar, o pessoal escolar e o restante pessoal de saúde e 3) As fontes dos conhecimentos e competências de saúde bucal destes educadores de saúde bucal e os seus métodos de acordo com a sua carga de trabalho.

Os dados deste estudo foram recolhidos junto de 323 educadores de OH. Cerca de um quarto dos educadores de OH utilizavam 40% ou mais do seu tempo de trabalho para a EOA em grupo e um terço utilizava 40% ou mais do seu tempo para a EOA individual. Os métodos mais comuns de EOA foram um tipo habitual de aula escolar ou uma aula em que o público foi questionado. Slides, modelos, transparências e folhetos foram os meios visuais mais utilizados.[25]

Foi efectuado um outro estudo para investigar o efeito do comportamento dos pais em matéria de saúde dentária sobre o dos seus filhos adolescentes. Os dados provinham do estudo longitudinal norueguês sobre o comportamento em matéria de saúde, realizado em 1993 no condado de Hordaland, na Noruega, e incluíam questionários separados para ambos os pais e para um filho de 16 anos, em 436 unidades familiares. Os resultados mostraram que havia associações estatisticamente significativas de utilização de fio dentário, escovagem de dentes e consumo de água mineral não açucarada entre os pais e os seus filhos adolescentes. Estes resultados indicam que os pais funcionam como modelo social para os seus filhos até ao período da adolescência no que diz respeito a vários comportamentos de saúde dentária.[26]

Este estudo avaliou os métodos de promoção da saúde oral. O objetivo deste estudo foi avaliar o impacto da promoção da saúde oral no local de trabalho em termos de custos com cuidados dentários e frequência de consultas dentárias. 87 participantes foram comparados com 216 indivíduos de controlo em termos de custos anuais de cuidados dentários e de frequência de consultas dentárias em 4 períodos. Nos primeiros 2 anos, os custos foram mais elevados no grupo de participantes do do que no grupo de controlo. No 3º e 4º anos após o programa, os custos dos cuidados dentários no grupo de participantes foram inferiores aos do grupo de controlo. Pode concluir-se que este programa de promoção da saúde oral no local de trabalho contribuiu para a redução dos custos associados aos cuidados dentários.[4]

O estudo foi realizado em 22 lares de idosos que foram distribuídos aleatoriamente entre o grupo de intervenção e o grupo de controlo. Os clientes foram examinados na linha de base e na visita de acompanhamento 1 e 6 meses após os cuidadores terem recebido educação em saúde oral (OHCE). As principais medidas de resultado foram a placa dentária, a estomatite induzida por dentadura, a placa dentária e a gengivite. A saúde oral inicial dos clientes era má. Após a OHCE, os resultados da saúde oral dos grupos de intervenção melhoraram significativamente. É de salientar que as campanhas nos meios de comunicação social funcionam como complemento das actividades individuais dos profissionais de saúde, a fim de produzir conhecimentos e mudanças comportamentais.[27]

Outro estudo avaliou o efeito de um programa de seis anos de promoção da saúde oral para crianças em idade escolar da cidade de Wuhan, na República Popular da China. O grupo do programa (grupo P) incluía 233 crianças que tinham acabado de entrar no 1º ano (1989). O programa oferecia um programa de promoção da saúde oral e 215 crianças de 12 anos de três escolas participaram como grupo de controlo (grupo C). Após o período de 6 anos do programa (1995), todas as crianças foram submetidas a um exame clínico de acordo com os critérios da OMS e responderam a um questionário estruturado sobre o comportamento em matéria de saúde dentária. Os resultados mostraram que as atitudes em relação aos cuidados dentários, os hábitos regulares de escovagem dos dentes, a utilização de pasta dentífrica fluoretada, a saúde gengival e as visitas ao dentista, a frequência do consumo de bebidas/alimentos açucarados foram melhorados no grupo p em comparação com o grupo c. Pode concluir-se que o programa de promoção da saúde oral em meio escolar deve ser alargado.[28]

O estudo avaliou um programa-piloto de saúde oral desenvolvido com o objetivo de melhorar os conhecimentos e o comportamento em matéria de saúde dentária entre os alunos das escolas irlandesas com idades compreendidas entre os 7 e os 12 anos. O objetivo do estudo era avaliar o impacto da intervenção global nos conhecimentos sobre saúde dentária dos alunos e no comportamento relatado. Participaram no estudo trinta e duas escolas primárias em duas regiões do conselho de saúde da República da Irlanda. Na fase inicial e após 6 semanas, 1534 alunos preencheram questionários especialmente desenvolvidos para o efeito. Verificou-se um efeito líquido positivo da intervenção da enfermeira dentista em todas as questões, exceto uma. A percentagem de crianças que referiram utilizar a quantidade recomendada de pasta dentífrica e escovar durante 3 minutos parece ter aumentado ainda mais depois de terem visto a campanha televisiva.[29]

Neste estudo, avaliou-se o efeito de um programa de educação sobre cuidados de saúde oral (OHCE) em cuidadores de lares de idosos num ensaio controlado e aleatório. Um questionário auto-administrado avaliou os conhecimentos e as atitudes em matéria de cuidados de saúde oral na linha de base entre 369 prestadores de cuidados que trabalham em 22 lares de idosos. Foram comparadas as médias das pontuações de conhecimentos e atitudes dos grupos. O OHCE foi avaliado favoravelmente em 79% das respostas. As respostas qualitativas mostraram uma aceitação dos papéis dos prestadores de cuidados nos cuidados de saúde oral e uma crítica à oferta existente nos lares.

A OHCE foi bem recebida e resultou numa melhoria dos conhecimentos e atitudes em matéria de cuidados de saúde oral. Quando analisadas em conjunto com os resultados dos ensaios, relatados separadamente, sobre o estado de saúde oral dos utentes, as melhorias nos conhecimentos e atitudes coincidiram com a melhoria da prestação de cuidados de saúde oral.[30]

Foi realizado outro estudo. O objetivo deste estudo foi avaliar o efeito de um programa de formação do pessoal sobre cuidados bucais na saúde oral de idosos residentes em instituições de cuidados prolongados. Setenta e oito residentes de cinco instituições de longa permanência foram inscritos e submetidos a uma avaliação inicial da saúde oral. Os resultados mostraram que a doença da mucosa oral e a secura oral eram comuns no início do estudo. A formação do pessoal foi bem recebida. Após a formação do pessoal, registou-se uma redução significativa do número de residentes que não tinham de se ocupar dos seus próprios cuidados orais. Registaram-se melhorias significativas na higiene das próteses e uma redução no número de residentes que usavam próteses durante a noite. A prevalência de doenças da mucosa oral diminuiu, com reduções significativas na queilite angular e na estomatite por dentadura. Pode concluir-se que este programa educativo foi eficaz na alteração dos procedimentos de cuidados de saúde oral em instituições de longa permanência para idosos, com melhorias mensuráveis na saúde oral dos residentes.[31]

Outro estudo tinha como objetivo desenvolver e avaliar um programa de ensino baseado no currículo nacional para utilização numa escola primária. Foi utilizado um questionário para demonstrar os conhecimentos das crianças sobre saúde oral antes do programa de ensino, e 1 e 7 semanas após o programa. Os

sujeitos eram crianças entre os 7 e os 8 anos de idade de Manchester (n = 58) e

do Norte de Londres (n = 30). Os resultados mostraram que as crianças de

Manchester tinham um nível de conhecimentos mais elevado antes do programa

de ensino. Após o programa de ensino, as crianças de ambas as escolas

apresentaram uma melhoria significativa nos conhecimentos sobre saúde

dentária (P < 0·001). Sete semanas depois, as crianças de Manchester não

mostraram perda significativa de conhecimento (P < 0·001). Concluiu-se que os

objectivos do Currículo Nacional foram facilmente integrados com mensagens

de saúde oral. Um recurso de ensino mais amplamente disponível, como o

descrito neste estudo, seria útil para encorajar a profissão docente a assumir a

educação em saúde oral sem uma contribuição mais dispendiosa dos

profissionais dentários.[32]

Um estudo teve como objetivo avaliar o efeito de um programa

educativo pragmático nas competências de escovagem dos dentes de crianças

em idade escolar. Foi relatado que, na linha de base, 92% das crianças tinham

escovado as superfícies vestibulares dos dentes da frente, mas apenas 8%

escovaram as superfícies internas dos dentes posteriores. Apenas 32%

escovavam as superfícies oclusais. Estes níveis aumentaram significativamente

após quatro meses: 98% escovavam agora as superfícies labiais; 43%

escovavam as superfícies internas dos dentes posteriores, 87% escovavam as

superfícies oclusais (p < 0,001). O número médio de "áreas" dentárias

escovadas aumentou (entre as oito áreas registadas) de 2,8 para 5,7 (p < 0,0001).

Assim, concluiu-se que o método de instrução comportamental enfatizou a melhoria das habilidades manuais pessoais especificamente para as áreas da dentição que exigem mais esforços na promoção da higiene oral. Estes resultados são de ajuda prática na melhoria de futuros programas de educação para a saúde por parte da equipa de promoção da saúde.[33]

Outro estudo foi realizado para avaliar a eficácia de um programa de educação para a saúde oral (OHE) nos conhecimentos e práticas de higiene oral, no controlo da placa bacteriana e na saúde gengival de alunos de 13 a 15 anos de idade na cidade de Bangalore. Três escolas foram selecionadas aleatoriamente e distribuídas pelos grupos experimental I, experimental II e de controlo. A dimensão da amostra foi estimada em 150 nos dois grupos experimentais e 300 no grupo de controlo. O resultado mostrou que, nove meses após a intervenção, houve uma melhoria significativa nos conhecimentos e práticas de higiene oral nos grupos experimentais. Houve reduções significativas nas pontuações médias do índice de placa e do índice gengival nos grupos experimentais. O grupo de controlo não apresentou qualquer melhoria significativa. Concluiu-se que o envolvimento ativo de crianças em idade escolar com reforço da OHE pode melhorar os conhecimentos e práticas de higiene oral e a saúde gengival e diminuir os níveis de placa bacteriana.[34]

Realização de uma análise sistémica da eficácia dos programas de educação para a saúde oral. Isto está em consonância com a procura de investigação baseada em provas e ajudará a informar os decisores políticos sobre a forma de afetar recursos.(1) Recolher e coligir toda a informação sobre programas de educação para a saúde oral. (2) Avaliar os programas com base em vários critérios de codificação. (3) Avaliar a eficácia dos programas de educação para a saúde oral no estado da saúde oral e nos conhecimentos, atitudes e práticas. A educação para a saúde oral é eficaz para melhorar o conhecimento, a atitude e a prática da saúde oral e para reduzir a placa bacteriana, a hemorragia à sondagem da gengiva e o aumento das cáries. Este estudo identifica algumas variáveis importantes que contribuem para a eficácia dos programas. Há uma indicação nesta revisão de que os programas de saúde oral mais bem sucedidos são de trabalho intensivo, envolvem outras pessoas significativas e receberam financiamento e apoio adicional. Um equilíbrio entre entradas e saídas e recursos de cuidados de saúde disponíveis determinará se o programa pode ser recomendado para uso geral.[6]

Outro estudo realizado sobre a necessidade de formação em medicina dentária geriátrica na Índia: os desafios da saúde geriátrica do milénio. O impacto económico do peso das doenças crónicas, como as doenças cardiovasculares, a hipertensão, a diabetes e o cancro, é elevado. A relação entre a saúde oral e a saúde geral é particularmente acentuada nas populações mais idosas e prejudica a sua qualidade de vida. Este documento revelou que, para fazer face aos crescentes desafios e exigências em matéria de saúde de uma população geriátrica em crescimento, os alunos de licenciatura e de pós-graduação das escolas de medicina dentária devem receber uma formação abrangente ou holística em matéria de avaliação da saúde. As estratégias educativas modernas e rentáveis e as ferramentas educativas, como a aprendizagem baseada em problemas, ajudarão a ultrapassar a escassez de docentes com formação em medicina dentária geriátrica. As abordagens multidisciplinares de cuidados de saúde e o trabalho em equipa alargado de cuidados de saúde são de importância vital para os pacientes mais velhos que poderiam beneficiar física e psicologicamente de um tratamento dentário mais eficiente. Com mais de uma doença crónica a afetar os indivíduos e a utilização de polifarmácia, é necessário aumentar o conhecimento geral da farmácia geriátrica e da medicina geriátrica. As medidas destinadas a ajudar os idosos a manterem-se saudáveis e activos são uma necessidade nos países em desenvolvimento, como a Índia, para um desenvolvimento social e económico eficaz[35].

Outro estudo teve como objetivo avaliar o impacto da educação para a saúde oral no estado da placa bacteriana, na saúde gengival e na cárie dentária entre crianças de 12 e 15 anos de idade que frequentam uma escola pública na cidade de Shimla. Os autores referiram que a média geral da pontuação da placa bacteriana e da pontuação gengival diminuiu significativamente após a educação para a saúde oral, independentemente do género. No entanto, a diminuição da pontuação da placa entre as crianças do sexo feminino de 15 anos de idade e as pontuações gengivais entre os indivíduos do sexo feminino de 12 e 15 anos de idade não foi significativa. A diferença no estado médio da cárie foi estatisticamente insignificante entre todos os indivíduos. Concluiu-se que um programa de educação para a saúde oral de curta duração pode ser útil para melhorar a higiene oral e a saúde gengival. Os esforços de coordenação devem ser reforçados entre o pessoal escolar, os pais e os profissionais de saúde para assegurar os benefícios a longo prazo deste programa.[36]

Este estudo avaliou a eficácia da educação para a saúde oral nos conhecimentos, atitudes, práticas e estado de higiene oral entre alunos de 12-15 anos de idade de pescadores do distrito de Kutch, Gujarat, Índia. Os resultados indicaram que as pontuações médias do OHI-S diminuíram significativamente no intervalo de um ano de acompanhamento. Todas as perguntas mostraram uma melhoria estatisticamente significativa nos conhecimentos, atitudes e práticas, exceto a frequência de mudança da escova de dentes, que não mostrou qualquer melhoria. Concluiu-se que os resultados do estudo reflectem a melhoria dos conhecimentos, atitudes, práticas e estado de higiene oral das crianças pescadoras através do programa escolar de educação para a saúde oral. A organização da educação para a saúde oral em crianças do ensino secundário da comunidade de pescadores pode levar a uma melhoria da higiene oral dos alunos para, em última análise, melhorar a sua saúde oral.[37]

Foi efectuada uma revisão da literatura sobre educação para a saúde oral. O objetivo deste estudo foi revisar a literatura sobre educação em saúde bucal e analisar seus temas, estratégias metodológicas e formas de avaliação. Foram utilizadas as seguintes bases de dados eletrônicas para a busca da literatura, no período de 2000 a 2011: Scientific Electronic Library Online (SCIELO), Biblioteca Brasileira de Odontologia (BBO), Centro Latino-Americano e do Caribe de Informação em Ciências da Saúde (LILACS), literatura de periódicos biomédicos da National Library of

Medicine (MEDLINEZPubMed) e Portal CAPES. A busca foi restrita a artigos em inglês e português. Os artigos selecionados (61) foram obtidos na íntegra e analisados. Os grupos que mais receberam educação em saúde bucal foram os pré-escolares e escolares, seguidos pelos profissionais de saúde e idosos. Os folhetos educativos foram o instrumento mais utilizado, seguidos de palestras/instrução verbal/pôsteres e demonstrações com macro modelos. O questionário foi o instrumento de avaliação mais citado, seguido de uma combinação de exame clínico e questionário e de exame clínico isolado.[2]

Este estudo foi realizado para avaliar e comparar o estado de saúde oral e o impacto da escovagem supervisionada dos dentes e da educação para a saúde oral entre crianças em idade escolar de zonas urbanas e rurais de Maharashtra, na Índia. Os resultados indicaram que a redução média da placa bacteriana e da pontuação gengival foi significativamente mais elevada nos grupos de estudo em comparação com os grupos de controlo. As crianças que participaram no estudo registaram um aumento da média das pontuações de dentes cariados, perdidos e obturados (DMFT) e de dentes cariados, perdidos, obturados e superfícies (DMFS) ao longo do período de estudo. Concluiu-se que a educação para a saúde oral foi eficaz no estabelecimento de bons hábitos de saúde oral entre as crianças em idade escolar e também no aumento do conhecimento dos seus pais sobre uma boa saúde oral.[38]

Foi realizada uma revisão sistemática das provas actuais sobre a eficácia da educação para a saúde oral em crianças. O objetivo foi avaliar a qualidade da evidência apresentada nos estudos realizados para investigar a eficácia da educação para a saúde oral em crianças. A base de dados bibliográfica MEDLINE (PubMed) foi pesquisada para artigos em língua inglesa publicados de 2005 a 2011. Cinquenta e cinco artigos foram identificados pela pesquisa bibliográfica e a relevância de cada artigo foi determinada pela análise do título e do resumo. Esses artigos foram lidos na íntegra e pontuados independentemente por dois revisores, com pontuação baseada em critérios pré-determinados. As publicações foram agrupadas com base nas suas medidas de resultado: (i) placa bacteriana e saúde gengival; (ii) incidência de cáries; (iii) conhecimentos, atitudes e comportamentos relacionados com a saúde oral; e (iv) competências de escovagem dos dentes. Os resultados desta análise sugeriram que são necessários mais esforços para sintetizar, de forma sistemática, a informação atual sobre educação para a saúde dentária, juntamente com a manutenção de padrões científicos rigorosos na investigação.[39]

Este estudo demonstrou o impacto e a eficácia do programa escolar de educação para a saúde oral (EOA) no Bangladesh, que é uma das actividades mais negligenciadas no domínio da saúde pública. Os objectivos deste estudo foram avaliar a eficácia do programa de EOA em: 1) aumentar os conhecimentos, atitudes e práticas de saúde oral e 2) diminuir a prevalência de cáries dentárias não tratadas entre os alunos do 6º ao 8º ano do ensino básico no Bangladesh. O total de participantes foi de 944 alunos de três escolas locais. Os resultados mostraram que foi observada uma melhoria significativa no que diz respeito às pontuações mais elevadas de conhecimentos, atitudes e práticas auto-relatadas pelos adolescentes em idade escolar (p < 0,001) no seguimento em comparação com a linha de base. A prevalência de cáries dentárias não tratadas na população do estudo após o programa OHE foi significativamente (p < 0,01) reduzida para 42,5%. As análises de regressão logística múltipla mostraram que a intervenção OHE continuou a ser um fator de previsão significativo na redução do risco de cáries dentárias não tratadas (rácio de probabilidades ajustado [AOR] = 0,51; intervalo de confiança de 95% [IC] = 0,37, 0,81). No período de acompanhamento, os participantes tinham 2,21 vezes (95% CI = 1,87, 3,45) mais probabilidades de ter um nível mais elevado de conhecimentos sobre saúde oral em comparação com a linha de base. Em comparação com a linha de base, os participantes no seguimento tinham 1,89 vezes (95% CI = 1,44-2,87) mais probabilidades de ter uma atitude mais elevada em relação à saúde oral. Além disso, verificou-se que a intervenção OHE estava significativamente associada a um nível mais elevado de práticas em relação à saúde oral (AOR = 1,64; 95 % CI = 1,12, 3,38).[40]

Foi realizado um estudo para avaliar a eficácia da educação multimodal em saúde dentária com desenhos animados para melhorar os conhecimentos, as atitudes, as práticas de higiene oral e reduzir a placa bacteriana em crianças de 7-9 anos de idade na província de Khon Kaen. Os resultados mostraram que, em comparação com os controlos, o novo programa educativo resultou em melhorias estatisticamente significativas em todas as variáveis de resultados, incluindo a formação de placa bacteriana, que era a medida mais objetiva dos cuidados dentários. Concluíram que o programa educativo multimodal utilizado no estudo provou ser uma ferramenta poderosa para reforçar os conhecimentos sobre saúde oral, atitudes positivas em relação aos cuidados dentários e práticas de higiene oral relatadas e para controlar a placa dentária, tendo sido feitas recomendações para investigação futura.[41]

Um estudo realizado para avaliar o impacto da educação para a saúde oral nas pontuações da placa bacteriana com e sem reforço periódico em crianças de 12 anos de idade. Foi efectuado um estudo experimental entre crianças de 12 anos da Escola Manchi , Balapur em Hyderabad. A amostra do estudo incluía 140 crianças que foram divididas aleatoriamente em grupos de estudo e de controlo com 70 crianças em cada um. Os resultados mostraram que a diferença média nas pontuações da placa entre os grupos, com base no género, desde o exame inicial até ao exame de seguimento (30.º dia), revelou que o sexo masculino nos grupos de estudo e de controlo tinha uma diferença de $1,09 \pm 0,3$, $0,59 \pm 0,3$, respetivamente (P = 0,001). Por outro lado, as mulheres dos grupos de estudo e de controlo apresentaram uma diferença de $1,47 \pm 0,2$, $0,76 \pm 0,2$, que foi estatisticamente mais significativa (P = 0,0001). Os grupos de estudo e de controlo apresentaram uma redução de 61,7% e 32,6% nas pontuações médias da placa bacteriana desde o início até ao exame de seguimento (30.º dia). Concluiu-se que o grupo de estudo com reforço mostrou uma redução proeminente nas pontuações médias da placa bacteriana do que o grupo de controlo.[42]

Um inquérito realizado para avaliar a influência do currículo na educação e na prática interdisciplinares da saúde oral. O currículo Smiles for Life (SFL) foi criado para educar os prestadores de cuidados de saúde sobre as doenças orais e apoiar a integração da saúde oral e dos cuidados primários. Este estudo examina a influência do SFL na prática clínica e na educação. Os resultados mostraram que a taxa de resposta ao inquérito foi de 18%, com 87% a identificarem-se como DCP e

13% como educadores. Em todas as profissões, 85% dos PCDs relataram que as SFL influenciam sua prática em algum grau, com variação entre o tipo de profissão e a experiência. Os PCDs referiram mais frequentemente que o SFL os levou a melhorar a forma como realizam as actividades de saúde oral, com 60% a realizarem a atividade com mais competência após a conclusão do SFL. A aplicação de verniz fluoretado foi o comportamento prático mais comum iniciado, e as avaliações de risco de cárie foram a atividade de saúde oral mais afetada . A maioria dos educadores (94%) relatou que o SFL os levou a incorporar ou melhorar a saúde oral no seu ensino. O SFL ajudou os educadores a enfatizar a importância da saúde oral, melhorou a sua capacidade de ensinar conteúdos, aumentou a motivação e reduziu as barreiras ao ensino da saúde oral. Concluiu-se que os dados sustentam que o FLS está a influenciar positivamente a prática da saúde oral em todas as profissões, especialmente nas áreas da avaliação do risco de cárie e da aplicação de verniz fluoretado. O SFL melhora a frequência e a qualidade com que os DCP e os educadores participam em actividades de saúde oral e facilita a inclusão da saúde oral nos cuidados primários.[43]

Outro estudo realizado com o objetivo de avaliar a eficácia de um Programa de Educação Preventiva Primária para a Saúde Dentária conduzido para crianças de 6-12 anos de idade da escola primária na cidade de Mysore. Participaram no estudo um total de 926 crianças. Os resultados sugeriram que o PPSDHEP resultou num aumento do CAP em relação à saúde oral e também numa melhoria da cárie dentária, da higiene oral e do estado de saúde gengival das crianças em idade escolar do grupo de estudo. Concluiu-se que o presente estudo apoia a implementação de programas semelhantes nas escolas e a afirmação de que os professores são pessoal adequado para transmitir educação sobre saúde dentária a crianças em idade escolar numa base regular.[44]

Um estudo m teve como objetivo avaliar o impacto da educação para a saúde oral nos conhecimentos de higiene oral e no controlo da placa bacteriana de crianças em idade escolar na cidade de Amritsar. Os resultados mostraram que as diferenças no ganho de conhecimentos após a educação para a saúde dentária foram estatisticamente significativas entre todos os grupos, exceto entre o Grupo II e o Grupo III, em que a diferença não foi considerada significativa. O Grupo III apresentou a maior redução no índice de placa bacteriana, seguido pelo Grupo II. Verificou-se uma diferença significativa na redução das pontuações da placa bacteriana entre todos os grupos, exceto entre os Grupos II e III. Concluiu-se que ambos os métodos, ou seja, panfletos e meios audiovisuais, quando utilizados juntamente com palestras orais, são igualmente eficazes na melhoria dos conhecimentos e das pontuações da placa bacteriana nas crianças.[45]

Este estudo avaliou a eficácia de uma intervenção de educação para a saúde oral nos conhecimentos, atitudes e práticas de higiene oral (CAP), no controlo da placa bacteriana e na saúde gengival entre crianças de 12-15 anos de idade em idade escolar na cidade sub-metropolitana de Dharan, no Nepal. Realizou-se um ensaio controlado e aleatório com grupos de estudo paralelos, incluindo alunos de 12-15 anos de idade, 120 em cada grupo (grupo experimental e de controlo). O resultado mostrou que houve uma melhoria de 54,58% no CAP global de higiene oral no grupo experimental (p=0,001), enquanto que não se verificou qualquer melhoria no grupo de controlo após 6 meses de intervenção. A pontuação média da placa bacteriana melhorou 57,67% (p=0,001) no grupo experimental em comparação com 4,56% no grupo de controlo. O índice gengival melhorou em 49,90% (p=0,001) no grupo experimental em comparação com 0,7% (p=0,05) no grupo de controlo. A experiência de cárie aumentou em ambos os grupos, mas não foi observada qualquer diferença significativa. O estudo concluiu que a educação para a saúde oral foi eficaz na melhoria da higiene oral KAP, do controlo da placa bacteriana e da saúde gengival.[46]

Foi realizado um estudo para avaliar o impacto da pandemia de COVID-19, que tem uma certa influência em vários sectores da vida em todo o mundo. O objetivo deste manuscrito é trocar informações e experiências dos educadores dentários de diferentes países para se prepararem para a futura procura de educação dentária durante a pandemia. Através de três simpósios em linha, os educadores dentários de diferentes países foram convidados a fazer uma apresentação e a discutir a informação e a experiência sobre a inovação do ensino dentário durante a pandemia. Os resultados mostraram que o impacto da pandemia de COVID-19 afecta muito o ensino dentário. A tecnologia inteligente tem certos benefícios para o processo de aprendizagem do ensino dentário durante a pandemia. Concluiu-se que o impacto da pandemia de COVID-19 afecta muito o ensino dentário. O modelo de ensino dentário deve ser inovado para se adaptar a diferentes situações e deve ser aplicada uma tecnologia inteligente inovadora no futuro ensino dentário.[47]

Foi realizado um estudo com o objetivo de analisar o efeito da educação para a saúde dentária com uma abordagem TQM no comportamento de gestão da saúde dentária e oral e no estado do índice de higiene oral simplificado (OHIS) em alunos do ensino básico. A população do estudo foi constituída por 80 crianças selecionadas. A amostra foi dividida em dois grupos, o grupo de intervenção consistiu em 40 crianças que receberam intervenção (educação para a saúde dentária com abordagem TQM) e o grupo de controlo consistiu em 40 crianças que não receberam intervenção. O resultado mostrou que havia diferenças no comportamento e no estado de higiene oral após a educação para a saúde dentária através da abordagem TQM aos estudantes (p < 0,05). Houve um efeito da educação para a saúde dentária através da abordagem TQM no estado OHIS (p < 0,05). Concluiu-se que a educação em saúde bucal usando a abordagem TQM influenciou mudanças no comportamento e no status do OHIS de estudantes do ensino fundamental nos distritos centrais de Aceh.[48]

Este estudo avaliou a eficácia de uma intervenção de educação para a saúde oral (OHE) nos conhecimentos, atitudes e práticas de higiene oral (KAP), no controlo da placa bacteriana e na saúde gengival entre crianças de 12-15 anos de idade em idade escolar na cidade sub-metropolitana de Dharan, no Nepal. Foi efectuado um ensaio aleatório controlado com grupos de estudo paralelos, incluindo alunos de 12-15 anos de idade, 120 em cada grupo. O resultado mostrou que houve uma melhoria de 54,58% no CAP global de higiene oral no grupo experimental (P=0,001), ao passo que não se verificou qualquer melhoria no grupo de controlo no final do estudo. A pontuação média da placa bacteriana melhorou 57,67% (P=0,001) no grupo experimental em comparação com 4,56% no grupo de controlo. O índice gengival melhorou em 49,90% (P=0,001) no grupo experimental em comparação com 0,7% no grupo de controlo. A experiência de cárie aumentou em ambos os grupos, mas não foi observada uma diferença significativa. O estudo concluiu que a educação para a saúde oral foi eficaz na melhoria da higiene oral KAP, do controlo da placa bacteriana e da saúde gengival.[49]

Este estudo teve como objetivo resumir a evidência existente para avaliar a eficácia dos programas de EOA em crianças em idade escolar com idades compreendidas entre os 5 e os 16 anos na melhoria do seu estado de saúde oral. Após a meta-análise, o resultado mostrou que a diferença média cumulativa foi encontrada como 0,05 (-0,17, 0,27), -0,37 (-0,74, 0,00), -0,20 (-0,33, -0,07) e -0,17 (-0,73, 0,38) para o estado da placa bacteriana, Índice de Higiene Oral-Simplificado (OHI-S), estado dos detritos e cárie dentária, respetivamente, mostrando uma diferença significativa a favor do grupo experimental do que do grupo tradicional. Concluiu-se que as intervenções dadas por vários meios, como palestras, álbuns, modelos, flipcharts, folhetos, programas electrónicos, jogos, desenhos e apresentações, se revelaram eficazes na melhoria do estado de higiene oral e da cárie dentária, mas não reduziram os níveis de placa e a inflamação gengival, em comparação com a conversa/aconselhamento sobre saúde oral por dentistas.[50]

DISCUSSÃO:

A educação para a saúde dentária é uma parte importante e integrante da prevenção e da promoção da saúde. É um processo que informa, motiva e ajuda as pessoas a adoptarem e manterem práticas de saúde e estilos de vida, defende mudanças ambientais necessárias para facilitar este objetivo e realiza formação profissional e investigação para o mesmo fim. O principal objetivo da educação para a saúde dentária é motivar os indivíduos a procurar o objetivo da prevenção de doenças e da conservação dos dentes e levá-los a assumir a responsabilidade pela manutenção da sua própria saúde oral.

Um dos principais objectivos da educação para a saúde, de acordo com a Organização Mundial de Saúde, é que as pessoas aprendam a controlar os ambientes de saúde da sua própria comunidade. Os avanços na ciência, na tecnologia e na saúde pública reduziram consideravelmente a cárie e a perda de dentes. Para além disso, os dentistas são agora profissionais respeitados e as escolas de medicina dentária fazem parte de muitas das principais universidades públicas e privadas do país. Apesar destes progressos, persistem questões sobre a posição do ensino da saúde dentária na universidade e a sua relação com a medicina e o sistema de cuidados de saúde em geral. A profissão de dentista está em desacordo consigo mesma numa série de assuntos, incluindo políticas de força de trabalho, licenciamento e reestruturação dos cuidados de saúde. Estas e outras questões criam tensões entre os profissionais e os educadores que podem minar a posição da profissão dentro da universidade. O futuro da educação dentária será moldado por factores científicos, tecnológicos, políticos e económicos que estão, em parte, fora do controlo da profissão. No entanto, os educadores dentários - individual e coletivamente - têm escolhas importantes a fazer.

■ **Princípios para a educação em saúde oral:**

■ Existe um conjunto de conhecimentos científicos sobre a eficácia e eficiência relativas dos métodos disponíveis para prevenir as doenças orais, através da fluoretação da água, fluoretos auto-aplicados, fluoretos tópicos aplicados por profissionais, selantes de fossas e fissuras, acesso reduzido a snacks açucarados, cuidados dentários profissionais de rotina e higiene oral.

■ Os esforços de educação e promoção da saúde oral devem ser paralelos a este corpo de conhecimentos científicos; ou seja, as prioridades para os aspectos educativos dos programas preventivos devem ser determinadas por aquilo que se sabe, através de investigação válida, sobre a melhor forma de proteger os indivíduos e a comunidade contra a cárie dentária e a gengivite.

■ Todas as medidas preventivas disponíveis requerem educação e reforço ao longo do tempo, para assegurar a sua utilização contínua, quer se trate da utilização adequada e apropriada de flúor, de selantes de fossas e fissuras, da redução da frequência dos lanches, da obtenção de cuidados dentários ou da higiene oral.

■ A informação educacional sobre os procedimentos preventivos disponíveis deve ser específica para os efeitos conhecidos de cada procedimento em cada uma das duas doenças orais mais comuns.

No passado, a maior parte das actividades de educação para a saúde dentária era dirigida às crianças, mas também estavam disponíveis materiais educativos para adultos. No passado, a educação para a saúde dentária recebeu cada vez mais contributos de diversos domínios fora da profissão de dentista, como a educação, a psicologia, as ciências da comunicação e até o marketing. Towner concluiu que as actividades de educação para a saúde dentária nos tempos modernos têm muitos precedentes históricos, com exceção de duas grandes mudanças: a necessidade de avaliar o que é feito em todas as fases de um processo de educação para a saúde dentária e a confiança que pode ser depositada nas mensagens dos profissionais de medicina dentária, uma vez que hoje em dia existe uma base muito mais sólida para a informação dada aos pacientes dentários.

É notório que na literatura dentária a promoção da saúde oral e a educação para a saúde dentária são vistas principalmente como actividades destinadas à prevenção de doenças orais e à promoção de um estilo de vida saudável. No passado, as organizações dentárias dedicaram muito tempo a educar o público sobre o valor da saúde oral. A fluoretação da água potável é o exemplo mais conhecido de sensibilização do público para a questão da prevenção das doenças orais. As discussões internacionais para a aceitação pública da fluoretação da água deram aos profissionais de medicina dentária a oportunidade de promover a saúde oral a nível comunitário. Quando, por exemplo, o Parlamento neerlandês, em 1976, abandonou um projeto de lei sobre a fluoretação da água, a educação para a saúde dentária foi quase automaticamente vista como a solução para o problema da cárie dentária, com base na conceção de que a educação para a saúde dentária era tão eficaz para a prevenção desta doença como a fluoretação da água.

Naidu J. e Nandlal B efectuaram um estudo para avaliar a eficácia de um Programa de Educação Preventiva Primária para a Saúde Dentária ministrado a crianças de 6 a 12 anos de idade do ensino primário na cidade de Mysore. O autor concluiu que, após o programa de educação para a saúde oral, as crianças do grupo de estudo melhoraram a sua eficiência de escovagem. Consequentemente, a higiene oral melhorou, conduzindo a uma melhor saúde gengival. A maioria dos estudos com períodos de acompanhamento curtos mostrou melhorias significativas nos níveis de placa bacteriana. Os dados dos estudos sugerem que uma simples instrução sobre higiene oral pode alterar o comportamento das pessoas a curto prazo. O seu estudo apoiou a implementação de programas semelhantes nas escolas e a afirmação de que os professores são pessoal adequado para transmitir educação sobre saúde dentária às crianças em idade escolar numa base regular. Na Índia e noutros países em desenvolvimento, com mão de obra e recursos limitados, esta força de trabalho qualificada e competente oferece uma alternativa viável e económica que, até à data, tem sido subutilizada.

Além disso, o material educativo em matéria de saúde dentária destinado a transmitir educação sobre saúde oral às crianças deve ser integrado no currículo académico das escolas e a educação em matéria de saúde dentária nas escolas deve ser tornada obrigatória.[44]

O relatório do NIDCR, bem como uma publicação da Organização Mundial de Saúde, e outros, sublinharam a importância de uma melhor colaboração entre a medicina e a medicina dentária para melhor satisfazer as necessidades de saúde oral. A educação dentária também tem de se transformar, com o objetivo de produzir futuras gerações de dentistas empenhados na mudança estrutural, na colaboração interdisciplinar e na equidade na saúde.

Em 1926, surgiu o relatório de Gies3 , anunciando uma enorme mudança no ensino dentário e na profissão de dentista. É agora aclamado como o equivalente dentário do relatório Flexner4 , que alguns anos antes tinha alterado radicalmente o ensino médico. Em 1995, o relatório do Instituto de Medicina (atualmente a Academia Nacional de Medicina) Dental Education at the Crossroads5 desafiou a profissão a mudar novamente. Mais recentemente, em 2017, Bailit e Formicola6 relataram os resultados de um estudo independente sobre o ensino odontológico. Financiado por várias organizações, o estudo, "Advancing Dental Education in the 21st Century", desafiou ainda mais a nossa profissão a reimaginar o nosso papel na formação de futuros prestadores de cuidados de saúde.

Saúde Oral na América: Advances and Challenges1 deve servir como um grito de guerra para finalmente atingir estes objectivos. Com uma data de publicação atrasada pela pandemia da COVID-19 e um lançamento num ambiente de política de saúde recentemente revigorado para desmantelar o racismo estrutural e outros mecanismos históricos de exclusão, o relatório do NIDCR mostra que a educação dentária tem de evoluir ou continuará a falhar aos milhões de americanos que ainda lutam para encontrar um dentista para cuidar deles. Para o conseguir, apelamos aos educadores dentários e aos decisores políticos para que centrem esta mudança em 3 avanços fundamentais.

Em primeiro lugar, o ensino da medicina dentária deve deixar de enfatizar as competências técnicas e abordar as competências científicas, sociais e estruturais no âmbito dos cuidados de saúde. Uma ênfase excessiva nas competências técnicas produz dentistas que desempenham um papel intermédio, como peritos técnicos em aspectos mecânicos da medicina dentária, em vez de líderes nos cuidados de saúde. É fundamental que os desenvolvimentos curriculares nas humanidades dentárias, na competência estrutural e na política de saúde sejam tratados com o mesmo nível de rigor que as ciências básicas ou o ensino técnico.

Em segundo lugar, o ensino da medicina dentária tem de estar alinhado com o ensino da medicina e de outras profissões da saúde . Embora a exposição educativa interprofissional já seja um requisito de acreditação, o ensino da medicina dentária ainda está aquém do seu verdadeiro potencial de colaboração. As escolas de medicina dentária devem colaborar com a comunidade e os recursos universitários para proporcionar aos estudantes de medicina dentária pelo menos uma rotação, estágio ou experiência equivalente em áreas relevantes da medicina e oferecer oportunidades de experiência eletiva adicional em hospitais, lares de idosos, clínicas de cuidados ambulatórios e outros contextos. A educação interprofissional também deve incluir uma maior imersão e formação em medicina clínica para os docentes de medicina dentária, para que estes - e não apenas os médicos - possam transmitir conhecimentos médicos aos estudantes de medicina dentária e servir de modelo para a prática interprofissional.

Por último, a educação dentária deve preparar os futuros dentistas para formas inclusivas e avançadas de prática dentária. Precisamos de experiências em prestadores de cuidados primários com educação e formação em saúde oral, mesmo com um diploma de dentista. Isto poderia melhorar a candidatura de estudantes carenciados a escolas profissionais e tornar os cuidados de saúde oral parte dos cuidados de saúde gerais.

A educação para a saúde dentária é uma atividade complexa em que participam diferentes indivíduos, grupos e organizações. Os pais, os professores, os profissionais de saúde, os trabalhadores do sector da saúde e as agências governamentais e não governamentais são parceiros activos da equipa de educação para a saúde. A educação para a saúde é uma componente importante de qualquer programa de saúde pública preventiva ou promocional.

CONCLUSÃO:

A educação para a saúde oral é, portanto, um instrumento poderoso para melhorar a higiene oral, os conhecimentos e as práticas. O reforço da informação sobre saúde oral é da maior importância e é a chave para o sucesso de qualquer programa de educação para a saúde oral. O êxito depende em grande medida do desenvolvimento de parcerias entre agências e da participação ativa da população local em todo o processo.

Estão a ocorrer mudanças na medicina dentária, agora que sabemos muito mais sobre as causas da cárie, da doença periodontal e da maioria das malformações dos maxilares e que, através da educação e da motivação, os nossos pacientes podem proteger-se substancialmente destas doenças. Na nossa especialidade, em particular, é verdade que "mais vale prevenir do que remediar"! Esta abordagem só será bem sucedida se os nossos pacientes forem acompanhados com regularidade. Chama-se a atenção para a existência de grupos-alvo específicos.

A educação para a saúde dentária e a promoção da saúde têm o potencial de abordar as determinantes subjacentes da saúde oral e, assim, melhorar a saúde oral de todos os sectores da sociedade. Uma prática orientada para a prevenção deve oferecer muito mais educação aos pacientes do que uma prática que se concentre na prestação de serviços curativos. Os pormenores da abordagem a seguir devem ser cuidadosamente planeados e os membros da equipa dentária responsáveis pelas tarefas em causa devem ser identificados. Ao atender os nossos pacientes, não devemos esquecer que não só a intervenção prática, mas também a prestação de aconselhamento é um serviço de saúde de importância vital.

A educação para a saúde dentária raramente tem um impacto direto imediato no comportamento . Ela predispõe o comportamento através de mudanças no conhecimento, atitude, crenças, valores e percepções. A educação para a saúde é vital para a prática da prevenção. A educação para a saúde centra-se em

as pessoas e as suas acções através do planeamento e do trabalho em equipa. O seu objetivo é melhorar de forma realista a qualidade de vida básica.

BIBLIOGRAFIA :

1. Jong A W. Saúde Dentária Comunitária. 3ª edição. Mosby-Year Book, Inc. Ano 1993. Pg. no.: 197-223.

2. de Souza R S et.al., Educação em saúde bucal: uma revisão de literatura. Rev Odonto Cienc. Ano- 2014 ; Vol : 29 ; Edição : 1 ; Pg. no.: 18-24.

3. Marya C M. Livro-texto de Odontologia em Saúde Pública. 1ª edição. Jaypee Brothers Medical Publishers (P) Ltd. Ano - 2011. Pg no. : 156-163

4. Ide R., Mizoue T., Tsukiyama Y., Ikeda M. e Yoshimura T. Avaliação da promoção da saúde oral no local de trabalho, efeitos nos cuidados dentários, custos e frequência de consultas dentárias. Community Dent Oral Epidemiol. Ano - 2001 ; Vol : 29 ; Pg no. : 213-219.

5. E. Roger, Alexander e D.D.S. Readability of Published Dental Educational Materials (Legibilidade dos Materiais Educativos de Medicina Dentária Publicados). JADA. Ano- 2000 ; Vol : 131 ; Pg. no. : 937-942.

6. Nakre P.D. e Harikiran A.G. Effectiveness of oral health education programs : Uma revisão sistemática. JISPCD. Ano - 2013; Vol : 3 ; Edição : 2 ; Pg no. : 103-115.

7. Striffler D.F. Dentistry, Dental Practice and the Community (Medicina Dentária, Prática Dentária e a Comunidade). 3ª Edição, W.B. Saunders Company. Ano - 1983 : Pg. no. : 469-70.

8. Sharma M e Romas J. A. Theoretical Foundations of Health Education and Health Promotion (Fundamentos teóricos da educação para a saúde e da promoção da saúde). 2ª edição. Jones & Bartlett Learning, LLC. Ano - 2012.

9. K. Park. Livro de Texto de Medicina Preventiva e Social, 23ª Edição, Banarsidas, Bannot Publication. Ano - 2015 ; Pg. no. : 854- 867.

10. Stoll F.A. Dental health education, 5ª edição. Lea and Febiger Publication. Ano- 1977; Pg. no. : 154-159, 31-32, 17-23, 37-45, 205-208.

11. James O. Prochaska J. O. e Velicer W. F. O Modelo Transteórico de Comportamento de Saúde

Alterar. Am J Health Promot. Ano- 1997; Vol : 12; Issue : 1; Pg. no. : 38-48.

12. Peter S. Essentials or preventive and community dentistry. 6th edition. Editora Arya (Medi). Ano -2017 ; Pg.no.: 278-295

13. OMS. Educação para a saúde - Um manual sobre educação para a saúde nos cuidados de saúde primários. Genebra. Ano- 1988 ; Pg. no. : 89-94.

14. Nair A.R.et.al., Dental Education: Challenges and Changes. J Oral Health Comm Dent. Ano- 2017; Vol :11; Issue : 2; Pg. no. : 34-37.

15. Rose C., Rogers E.W., Kleinman P.R., Shory N.L, Mechan J.T. e Zumbro P.E. Uma avaliação do programa de educação para a saúde dentária escolar Albana smile keeper. J Am Dent Assoc. Ano - 1979; Vol : 98 ; Pg no. : 51-54.

16. Loupe M.J. e Frazier P.J. Conhecimentos e atitudes dos professores de escolas relativamente a programas de saúde oral e medicina dentária preventiva. J Am Dent Assoc. Ano - 1983; Vol : 107; Pg. no. : 229-234.

17. R. Croucher, A. I. Rodgers, W. A. Humpherson e L. Crush. The 'spread of effect' of a school based dental health education project. Community Dent Oral Epidemiol Year-1985; Vol :1; Pg. no.: 205-7.

18. Holt R.D., Winter G.B., Fox B. e Askew R. Effect of dental health education for mothers with young children in London (Efeito da educação em saúde

dentária para mães com filhos pequenos em Londres). Community Dent Oral Epidemiol. Ano-1985; Vol :13; Pg. no.: 148-51.

19. Chiodo G.T., Rosenstein D.I. and Clarke J.H. Counselling principles for more effective patient education. Community Dent Oral Epidemiol. Ano-1986; Vol :14; Pg. no.: 190-2.

20. Olsen C.B., Brown D.F. and Wright F.A.C. Dental health promotion in a group of children at high risk to dental disease. Community Dent Oral Epidemiol. Ano-1986; Vol :14; Pg. no.: 30-25.

21. Segaard A.J., Tuominen R., Holst D. e Gjjermo P. The effect of 2 teaching programmes on gingival health of 15 year old school children. J Clin Periodontol. Ano-1987; Vol :14; Pg. no.: 165-170.

22. Bourke L.F. A utilização do teatro no ensino da saúde dentária. Aust Dent J. Ano-1991; Vol :36; Pg. no.: 310-1.

23. Noguerol B., Follana M., Sicilia A. e Sanz M. Análise da informação sobre saúde oral nos meios de comunicação social espanhóis. Community Dent Oral Epidemiol. Ano-1992; Vol :20; Pg. no.: 15

9 .

24. Buischi YAP, Axelsson P., Oliveria L.B., Mayer M.P.A. and Gjemo P. Effect of two preventive programmes on oral health knowledge and habits among Brazilian school children. Community Dent Oral Epidemiol. Ano-1994; Vol :22; Pg. no.: 41-46.

25. Laiho M., Honkala E. e Kannas L. How is oral health education conducted in Finnish health centres. Community Dent Oral Epidemiol. Ano-1995; Vol :23;

Pg. no.: 119-124.

26. Astrom A.N., e Jakobsen R. (1996) : O efeito do comportamento de saúde
dentária dos pais sobre o dos seus filhos adolescentes. Ata Odontol Scand.
Ano-1996; Vol :4; Pg. no.: 23541.

27. Frenkel H.F., Harvey I. and Newcombe R.G. Improving oral health in
institutionalized elderly people by educating care givers a randomized
controlled trial (Melhorar a saúde oral em idosos institucionalizados através da
educação dos prestadores de cuidados). Community Dent Oral Epidemiol.
Ano-2001; Vol :29; Pg. no.: 289-297.

28. Tai B., Du M., Peng B., Fan M e Bian Z. Experiências de um programa escolar
de promoção da saúde oral na cidade de Wuhan, PR China. Jornal Internacional
de Odontopediatria. Ano-2001; Vol :11; Pg. no.: 286-291.

29. Ferial S., Hope A., Kelleher C., Comer S. AND Sadlier D. Impact evaluation
of an oral health intervention amongst primary school children in Ireland
(Avaliação do impacto de uma intervenção no domínio da saúde oral entre
crianças do ensino primário na Irlanda). Health Promotion International. Ano-
2002; Vol :17; Issue: 2; Pg. no.: 119-126.

30. Frenkel H, Harvey I e Needs k. Oral health care education and its effect on
caregivers' knowledge and attitudes: a randomized controlled trial. Community
Dent Oral Epidemiol. Ano-2002; Vol :30; Pg. no.: 91-100.

31. Nicol R, Sweeney MP, McHugh S e Bagg J. Effectiveness of health care
worker training on the oral health of elderly residents of nursing homes.
Community Dent Oral Epidemiol. Ano-2005; Vol :33; Pg. no.: 115-24.

32. A. Chapman, S. J. Copestake & K. Duncan. Um programa de educação em saúde oral baseado no Currículo Nacional. Jornal Internacional de Odontopediatria. Ano-2006; Vol :16; Pg. no.: 40-44.

33. Livny A, Vered Y, Slouk L et al. Promoção da saúde oral para crianças em idade escolar - avaliação de uma abordagem pragmática com ênfase na melhoria das competências de escovagem. BMC Oral Health; Ano-2008 Vol: 8;Issue : 4; Pg. no. : 1-6.

34. D'Cruz A, Aradhya S. Impact of oral health education on oral hygiene knowledge, practices, plaque control and gingival health of 13- to 15-year-old school children in Bangalore city. Int J Dent Hyg. Ano-2013; Vol : 11; Issue : 2; Pg. no. :126-33.

35. Thomas S. The need for geriatric dental education in India : the geriatric health challenges of the millennium. Revista Internacional de Medicina Dentária. Ano- 2013; Vol: 63; Pg. no.: 130-136.

36. Bhardwaj V, Jhingta P, Justa A, Luthra R, Sharma K, Sharma D. Impact of school-based oral health education program on oral health of 12 and 15 years old school children. J Educ Health Promot. Ano-2013; Vol : 2; Pg. no.: 1-4.

37. Sanadhya YK, Thakkar JP, Divakar DD, Pareek S, Rathore K, Ganta S, et al. Eficácia da educação para a saúde oral no conhecimento, atitude, práticas e estado de higiene oral entre alunos de 12-15 anos de idade de pescadores do distrito de Kutch, Gujrat, Índia. IMH. Ano- 2014; Vol : 65; Edição : 3; Pg. no. : 99-105.

38. Damle SG, Patil A, Jain S, Damle D, Chopal N. Effectiveness of supervised

toothbrushing and oral health education in improving oral hygiene status and practices of urban and rural school children: A comparative study. J Int Soc Prev Community Dent. Ano- 2014; Vol :4; Pg.no.: 175-81.

39. Habbu Shweta G. e Krishnappa P. Assessment of implementation of COTPA-2003 in Bengaluru city, India (Avaliação da aplicação da COTPA-2003 na cidade de Bengaluru, Índia): A cross-sectional study. J Indian Assoc Public Health Dent. Ano- 2015; Vol: 13; Pg. no. :444-8.

40. Haque S.E., Rahman M, Itsuko K , Mutahara M, et.al. Effect of a school-based oral health education in preventing untreated dental caries and increasing knowledge, attitude, and practices among adolescents in Bangladesh. BMC Oral Health. Ano- 2016. Vol: 16; Issue : 44; Pg. no. : 1-10.

41. Nguanjairak R. et.al. The effectiveness of multimodal dental health education with animated cartoons for improving knowledge, attitudes, oral hygiene practices and reducing dental plaque in 7-9 year-old children in Khon Kaen Province. Jornal de Saúde Pública e Desenvolvimento. Ano- 2016; Vol.: 14; Edição: 3; Pg.no.: 71-82.

42. Reddy MP et.al. Impacto da educação para a saúde oral nas pontuações da placa bacteriana com e sem reforço periódico em crianças de 12 anos de idade. J Indian Assoc Public Health Dent Year-2016;Vol: 14; Pg.no. :116-20.

43. Clark Melinda et.al. Curriculum influence on interdisciplinary oral health education and practice (Influência do currículo no ensino e na prática interdisciplinar da saúde oral). J Public Health Dent. Ano- 2017; Vol: 77; Issue : 3; Pg. no. : 272-282.

44. Naidu J, Nandlal B. Evaluation of the effectiveness of a primary preventive dental health education programme implemented through school teachers for primary school children in Mysore city. J Int Soc Prevent Communit Dent. Ano- 2017; Vol :7; Pg.no.: 82-9.

45. Sadana G, Gupta T, Aggarwal N, et.al. Evaluation of the impact of oral health education on oral hygiene knowledge and plaque control of school-going children in the city of Amritsar. J Int Soc Prev Community Dent . Ano-2017; Vol : 7; Issue : 5; Pg. no. :259- 263.

46. Subedi Krishna et.al. Efectiveness of oral health education intervention among 12-15- year-old school children in Dharan, Nepal: a randomized controlled trial. BMC Saúde Oral. Ano- 2021; Vol: 21; Edição :525; Pg. no.: 1-11.

47. Chang Tsai-Yu et. al. Inovação no ensino da medicina dentária durante a pandemia de COVID-19. Revista de Ciências Dentárias. Ano- 2021; Vol: 16; Edição: 1; Pg. no.: 15-20.

48. Andriani A, Wilis R, Liana I, Keumala CR, Mardelita S, Zahara E. O efeito da educação em saúde bucal e da abordagem de gestão da qualidade total no comportamento de manutenção da saúde bucal e bucal e no status do índice de higiene bucal simplificado em alunos do ensino fundamental em Aceh Besar. Maced J Med Sci. Ano- 2021; Vol : 9 ; Issue: F; Pg.no.:47-51.

49. Subedi K. et.al. Efectiveness of oral health education intervention among 12-15-year-old school children in Dharan, Nepal: a randomized controlled trial (Eficácia da intervenção de educação para a saúde oral entre crianças de 12-15 anos de idade em Dharan, Nepal: um ensaio controlado aleatório). BMC Saúde

Oral. Ano- 2021; Vol: 21; Edição: 525; Pg.no.: 1-11.

50. Gurav KM, Shetty V, Vinay V, et al. Effectiveness of Oral Health Educational Methods among School Children Aged 5-16 Years in Improving their Oral Health Status (Eficácia dos Métodos Educativos de Saúde Oral entre Crianças em Idade Escolar com 5-16 Anos na Melhoria do seu Estado de Saúde Oral): A Metaanalysis. Int J Clin Pediatr Dent. Ano-2022; Vol: 15; Edição: 3; Pg.no: 338-349.

ABREVIATURAS :

1. DHE - Dental health education

2. HBM - Health Belief Model

3. PMT - Protection Motivation Theory

4. WHO - World Health Organization

5. PPM - Precede-Proceed Planning Model

6. TSCMM - The Self-Care Motivation Model

7. DHW - Dental Health Week

8. NBP - Non-Bleeding Papillae index

9. OHE - Oral Health Education

10. OHCE - Oral Health Care Education

11. SCIELO - Scientific Electronic Library Online

12. BBO - Brazilian Library of Dentistry

13. LILACS - Latin-American and Caribbean Center on Health Sciences Information

14. DMFT - Decayed, Missing, Filled Teeth

15. SFL - Smiles For Life

16. PPDHEP - Primary Preventive Dental Health Education Programme

17. OHI-S - Oral Hygiene Index-Simplified

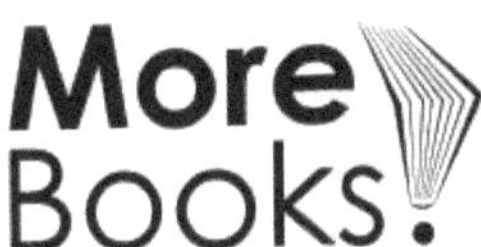

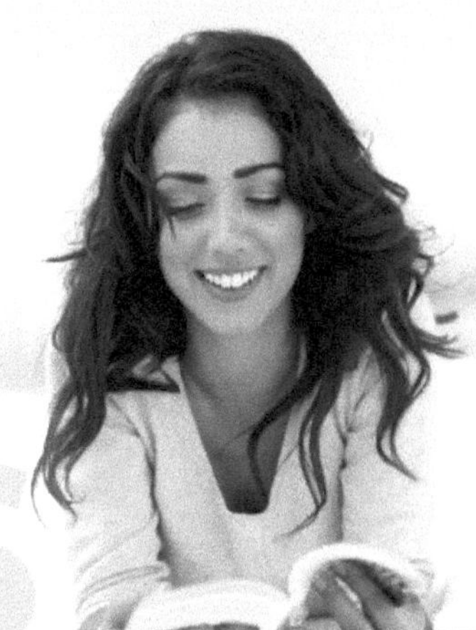

I want morebooks!

Buy your books fast and straightforward online - at one of world's fastest growing online book stores! Environmentally sound due to Print-on-Demand technologies.

Buy your books online at
www.morebooks.shop

Compre os seus livros mais rápido e diretamente na internet, em uma das livrarias on-line com o maior crescimento no mundo! Produção que protege o meio ambiente através das tecnologias de impressão sob demanda.

Compre os seus livros on-line em
www.morebooks.shop

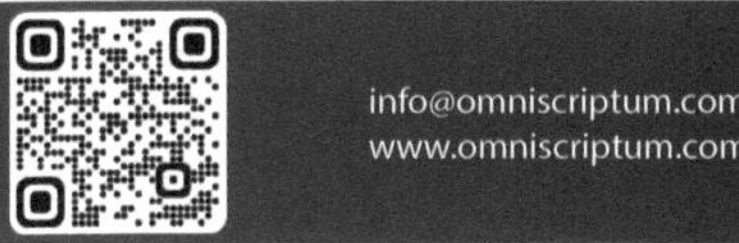

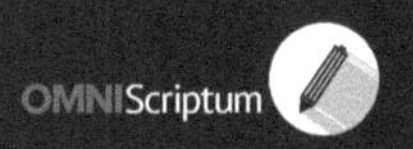

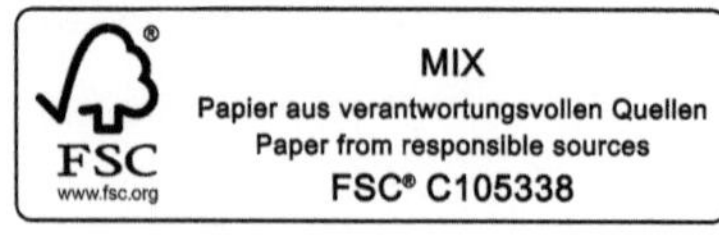

Printed by Books on Demand GmbH, Norderstedt / Germany